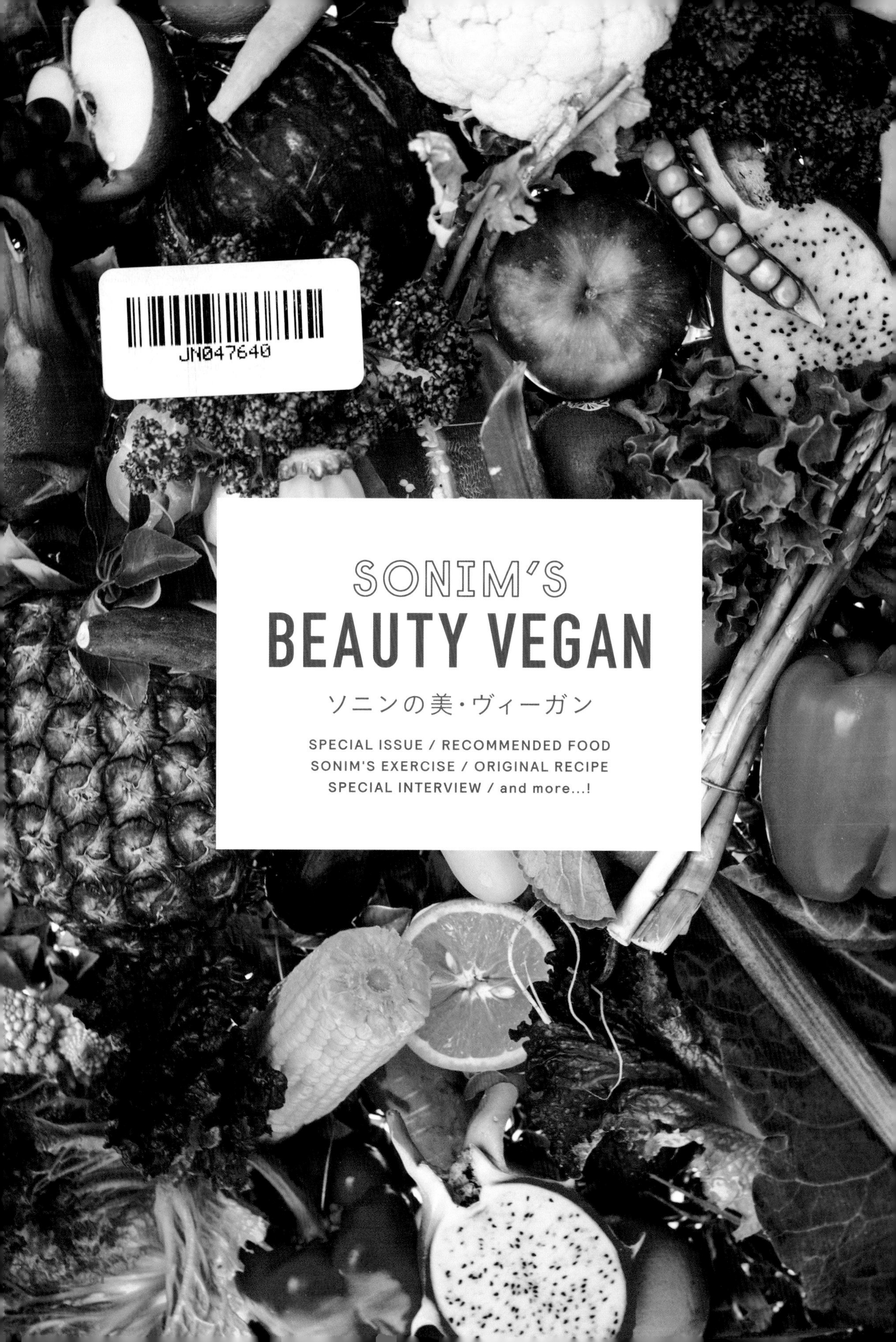

SONIM'S

BEAUTY VEGAN

ソニンの美・ヴィーガン

SPECIAL ISSUE / RECOMMENDED FOOD
SONIM'S EXERCISE / ORIGINAL RECIPE
SPECIAL INTERVIEW / and more...!

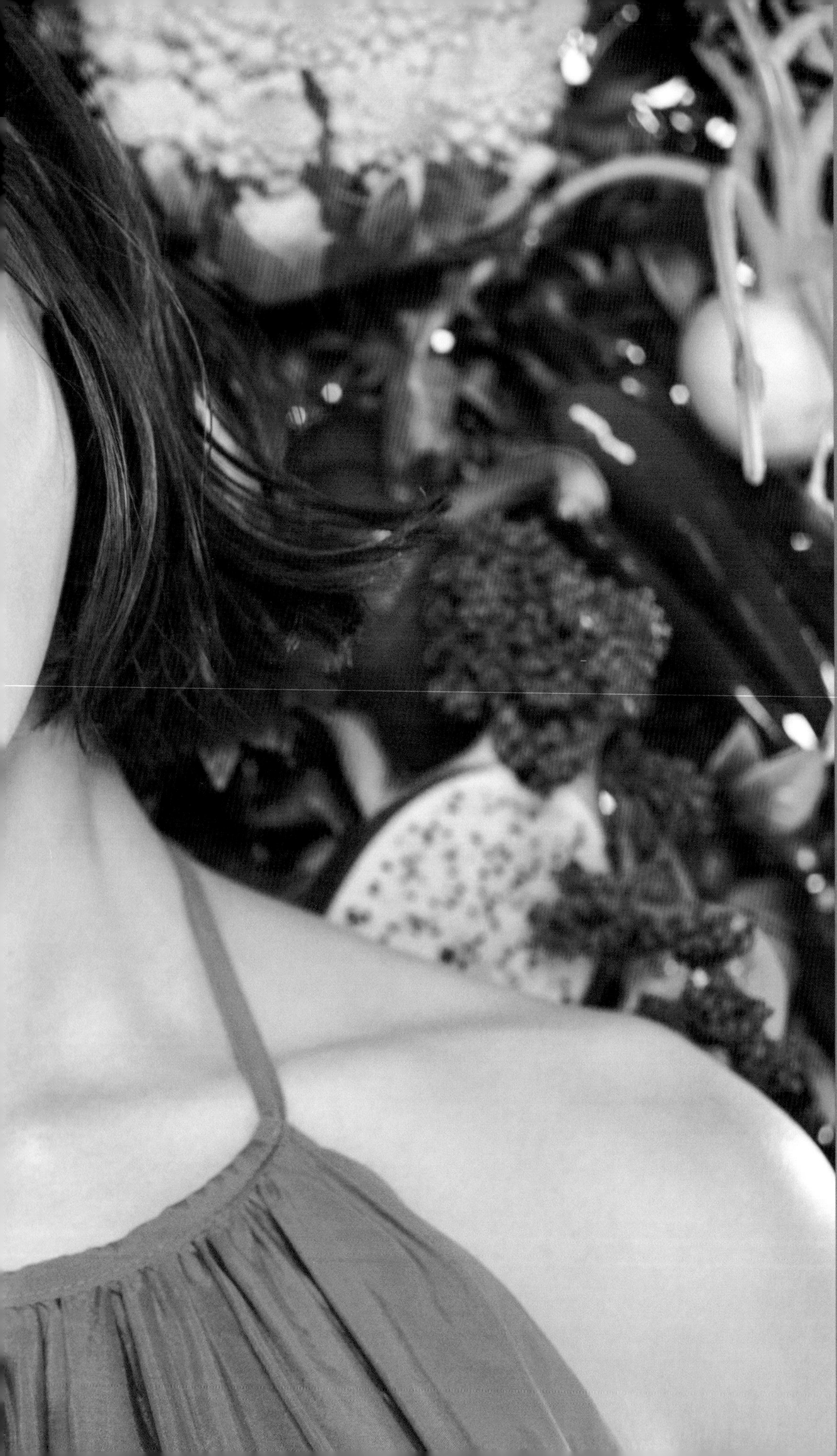

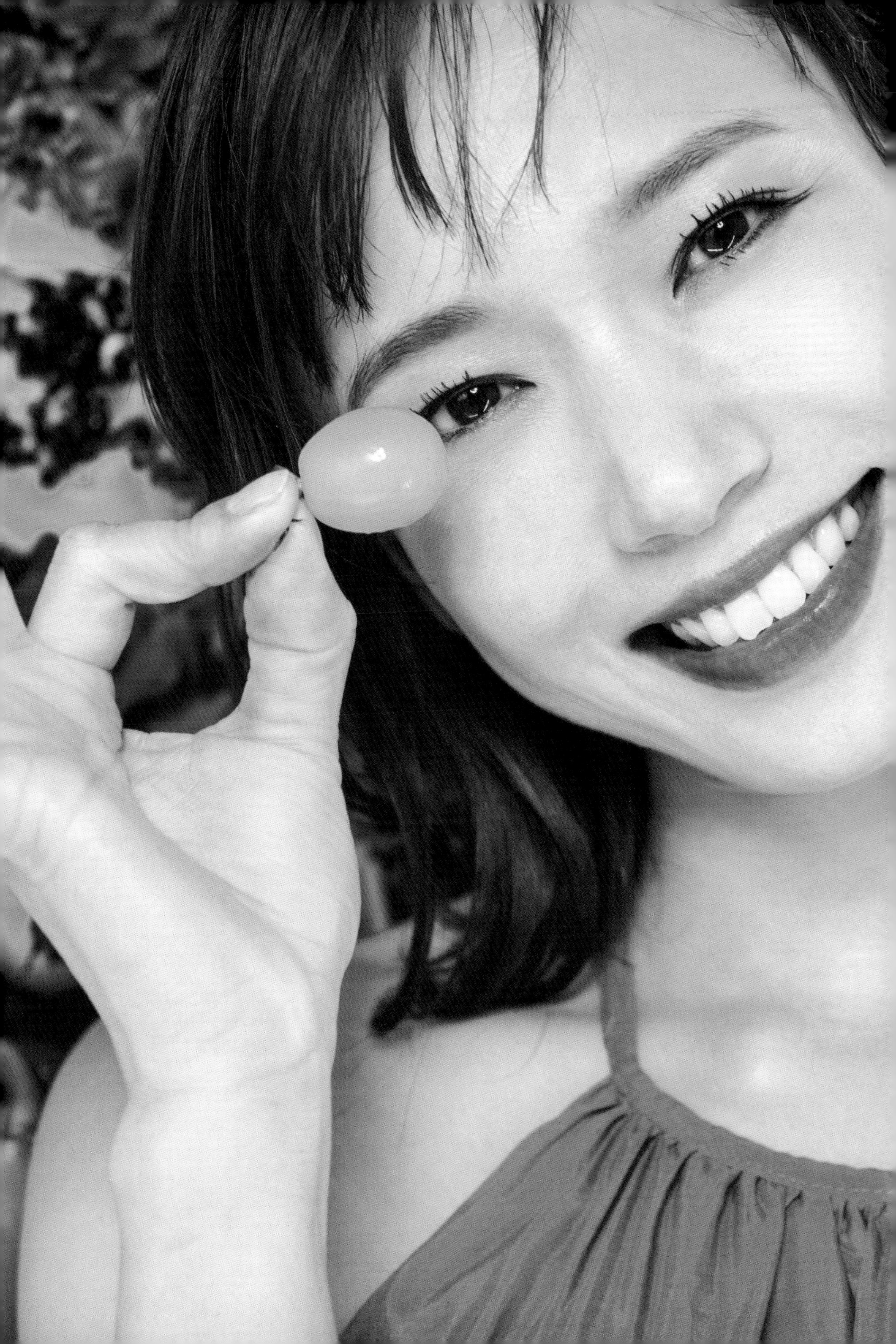

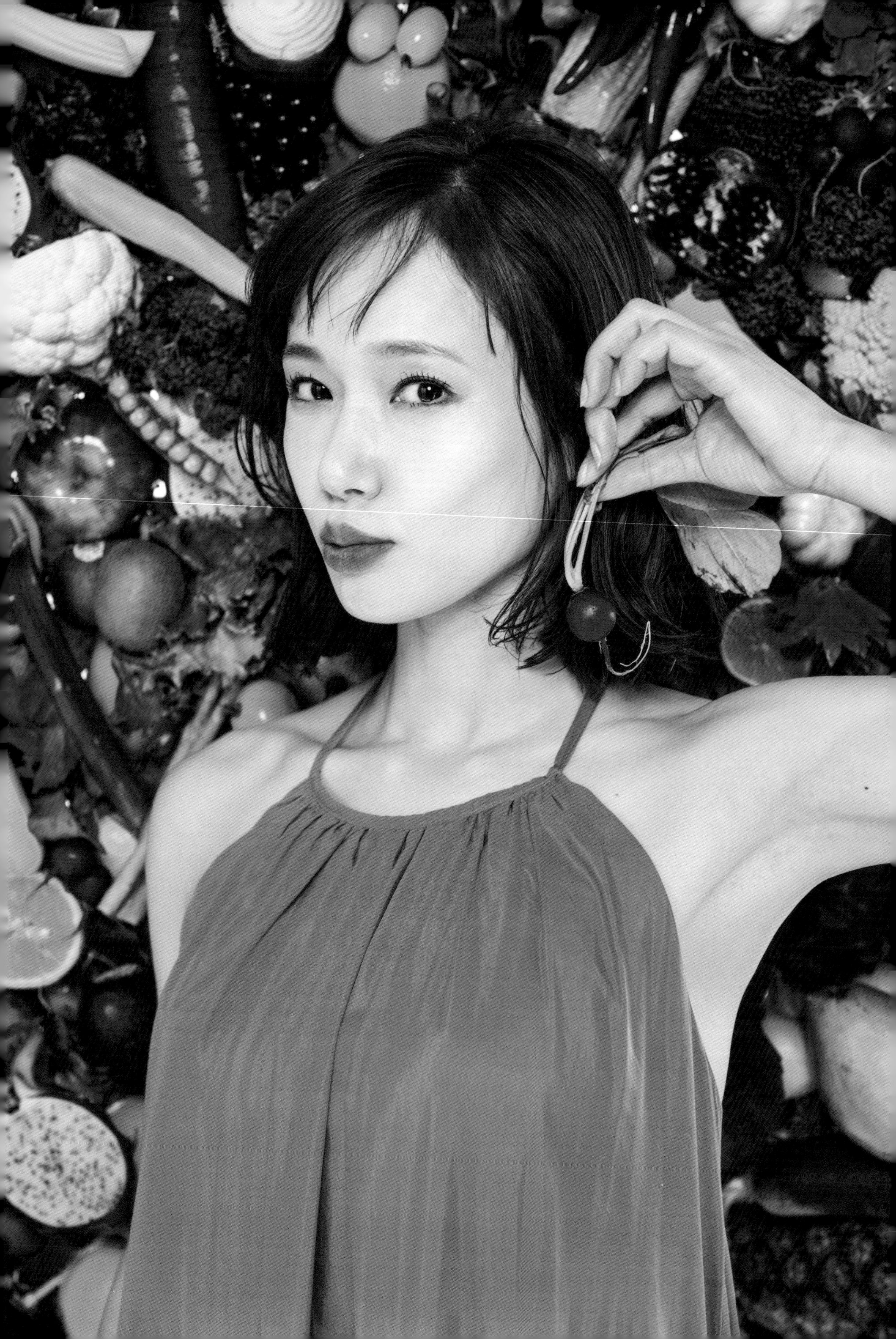

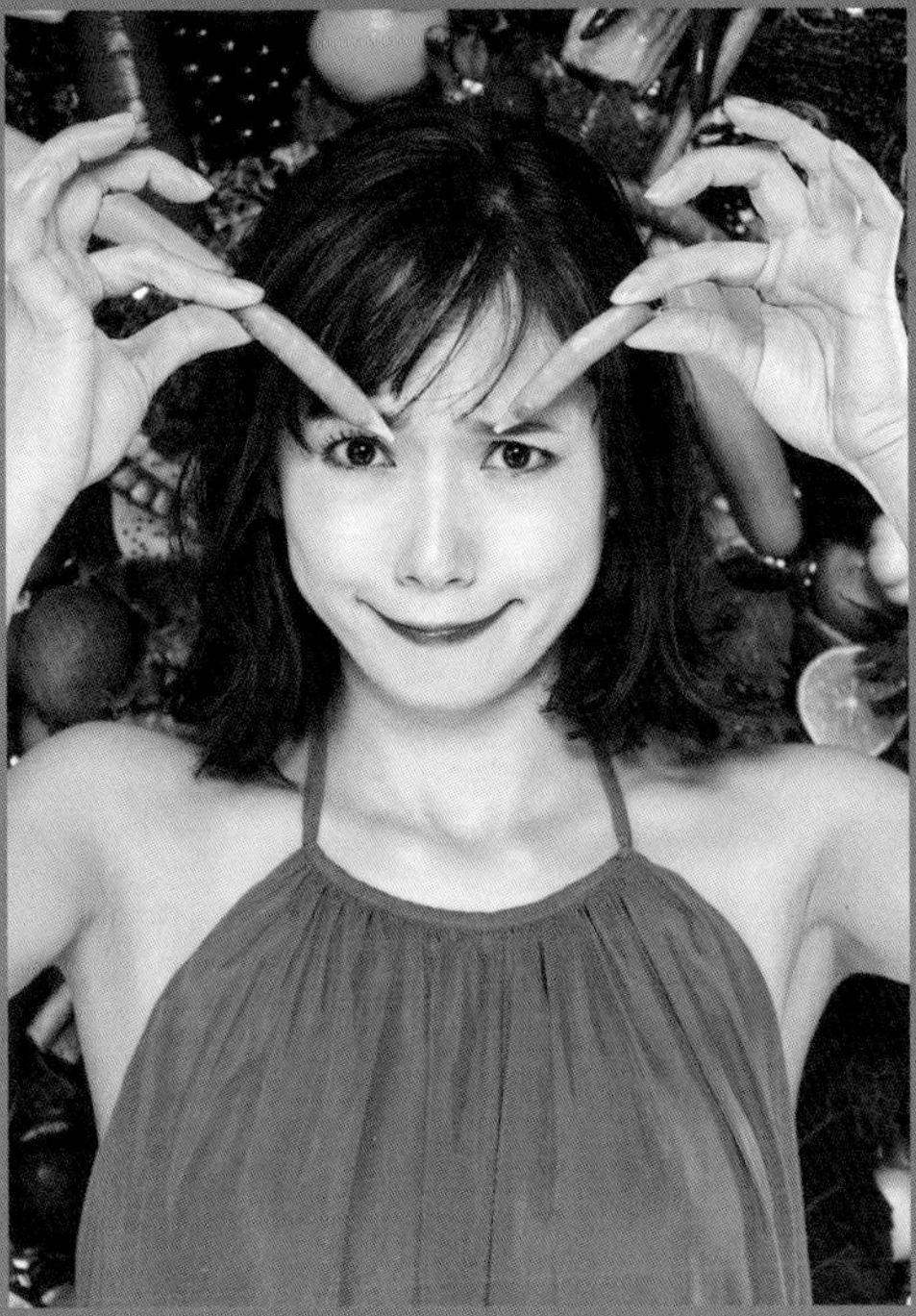

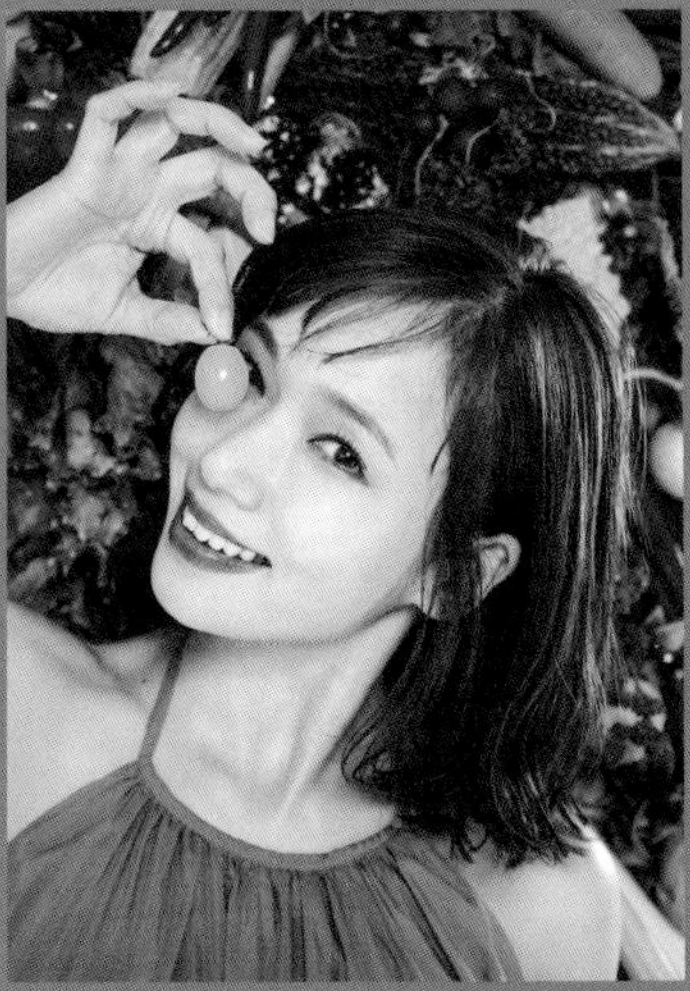

SONIM'S

BEAUTY VEGAN

Introduction

ベジタリアンとヴィーガンの
食生活を始めて11年、
いま私は心も体も元気いっぱい、
パワフルに
毎日を過ごしています。
実は「ヴィーガンになろう」と思って
始めたわけではないんです。
あることをきっかけに食生活が変化して
それがたまたま「ヴィーガン」だった――
そこから自分で勉強して、理解して、
生活の中に取り入れていきました。
いま世界中で注目されているヴィーガン。
「知りたい」「興味がある」という方に
私が11年間で得た知識を
少しでもご紹介できればと思い、
この本をお届けします。
そして、ヴィーガンのことだけでなく
健康と美容のため
そして、女優として
ベストパフォーマンスを尽くすために
日頃生活に取り入れていることも
ご紹介します。

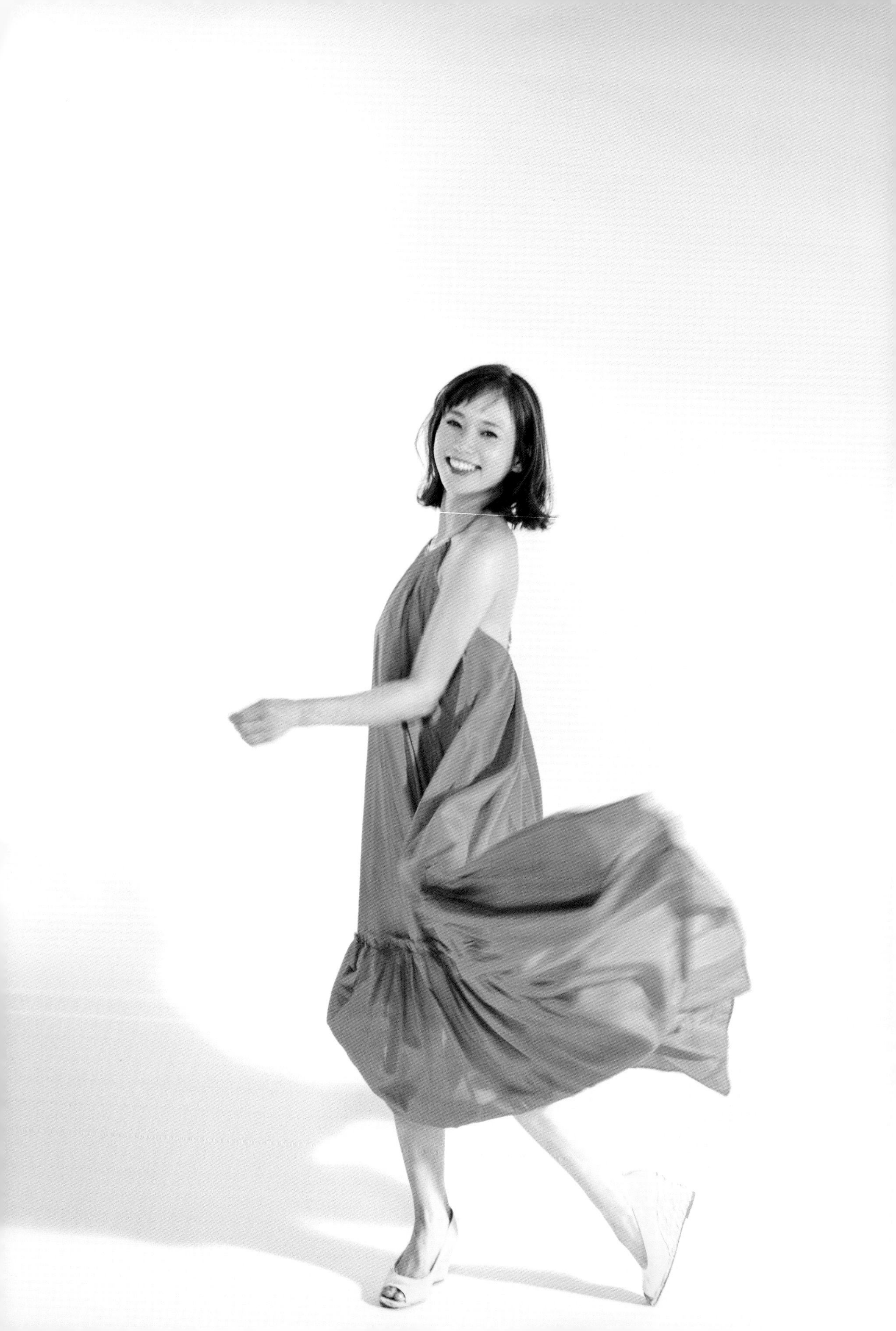

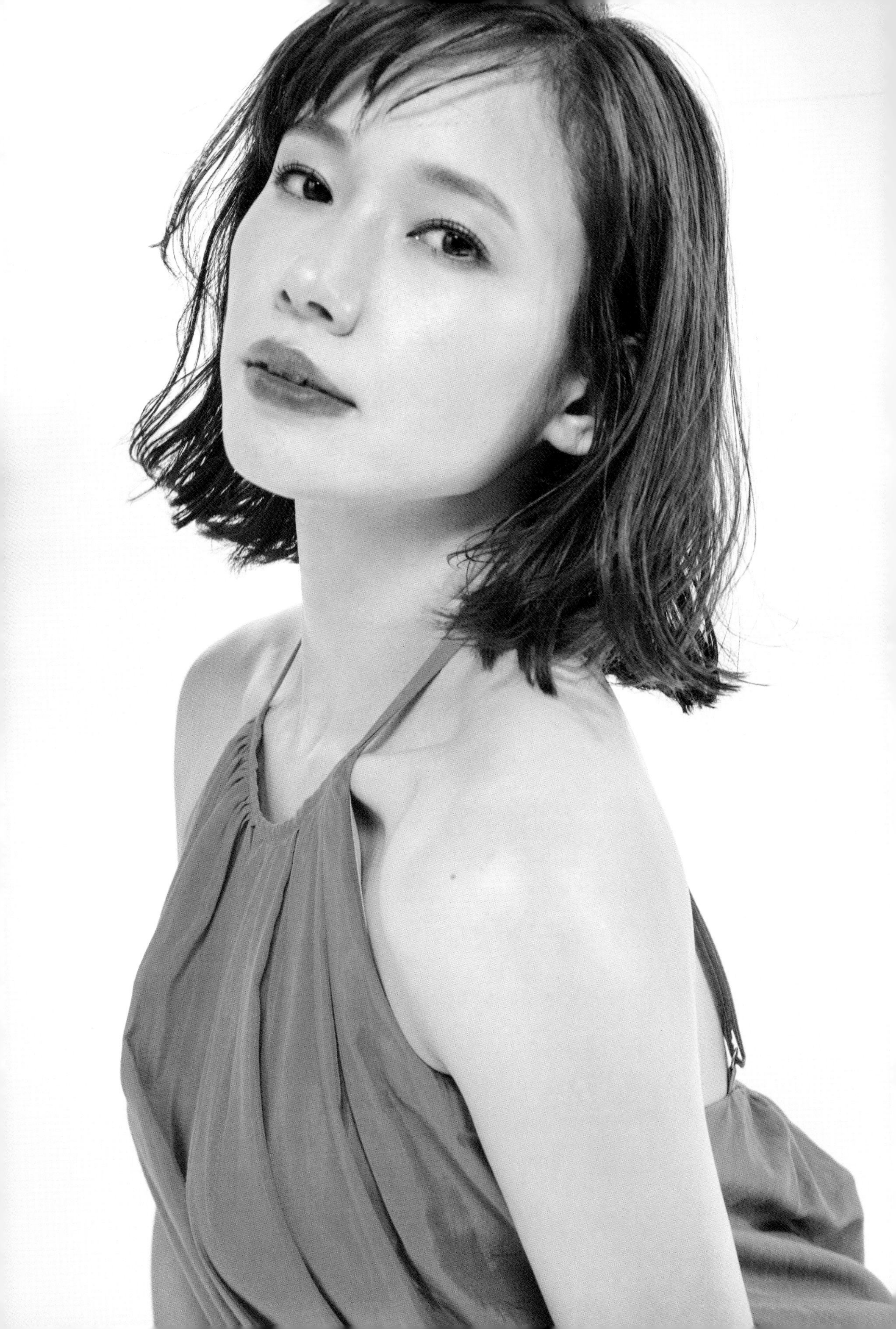

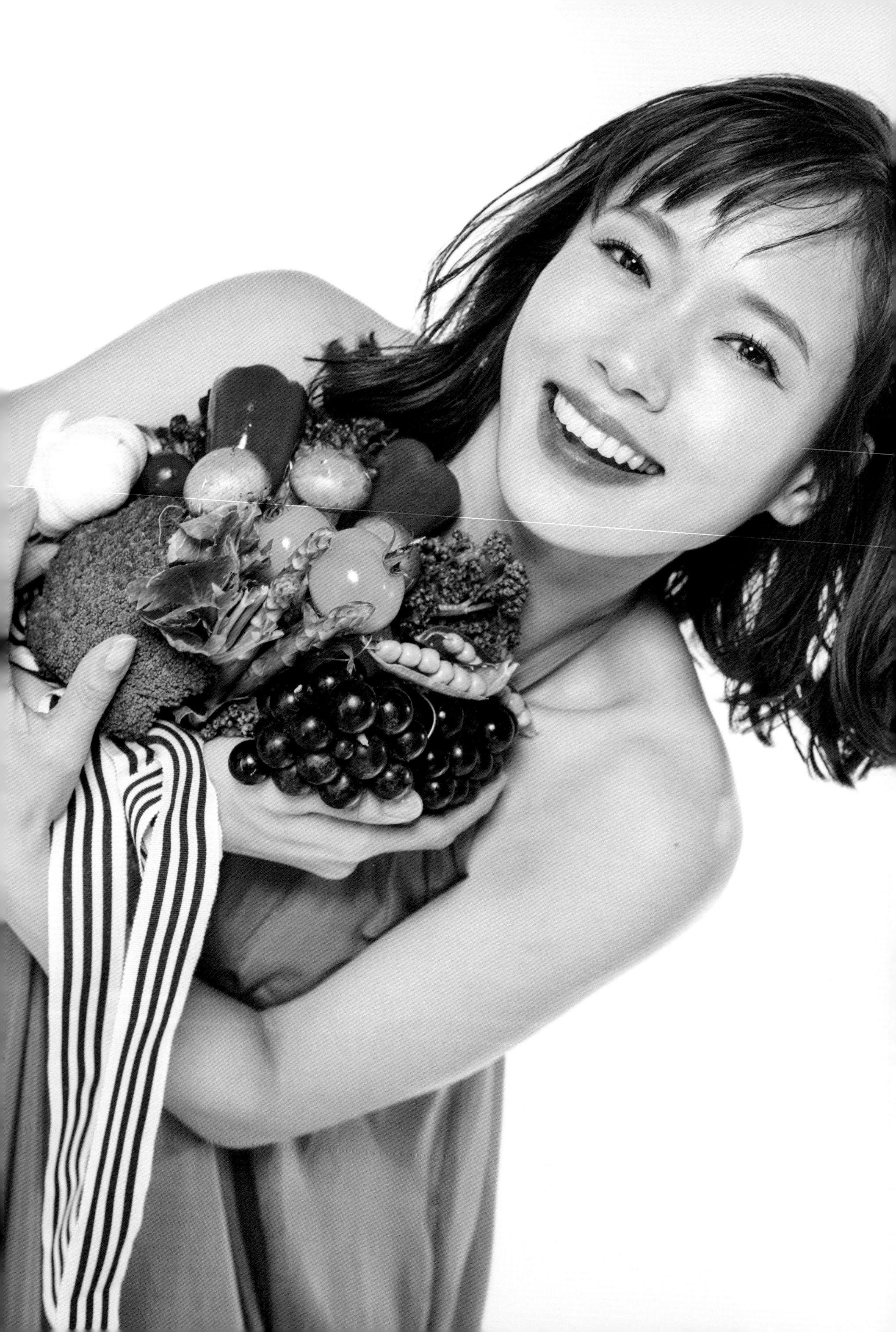

What is Vegan?

＊ What is vegan?

肉、魚、卵、乳製品などの動物性食品を摂取しません。

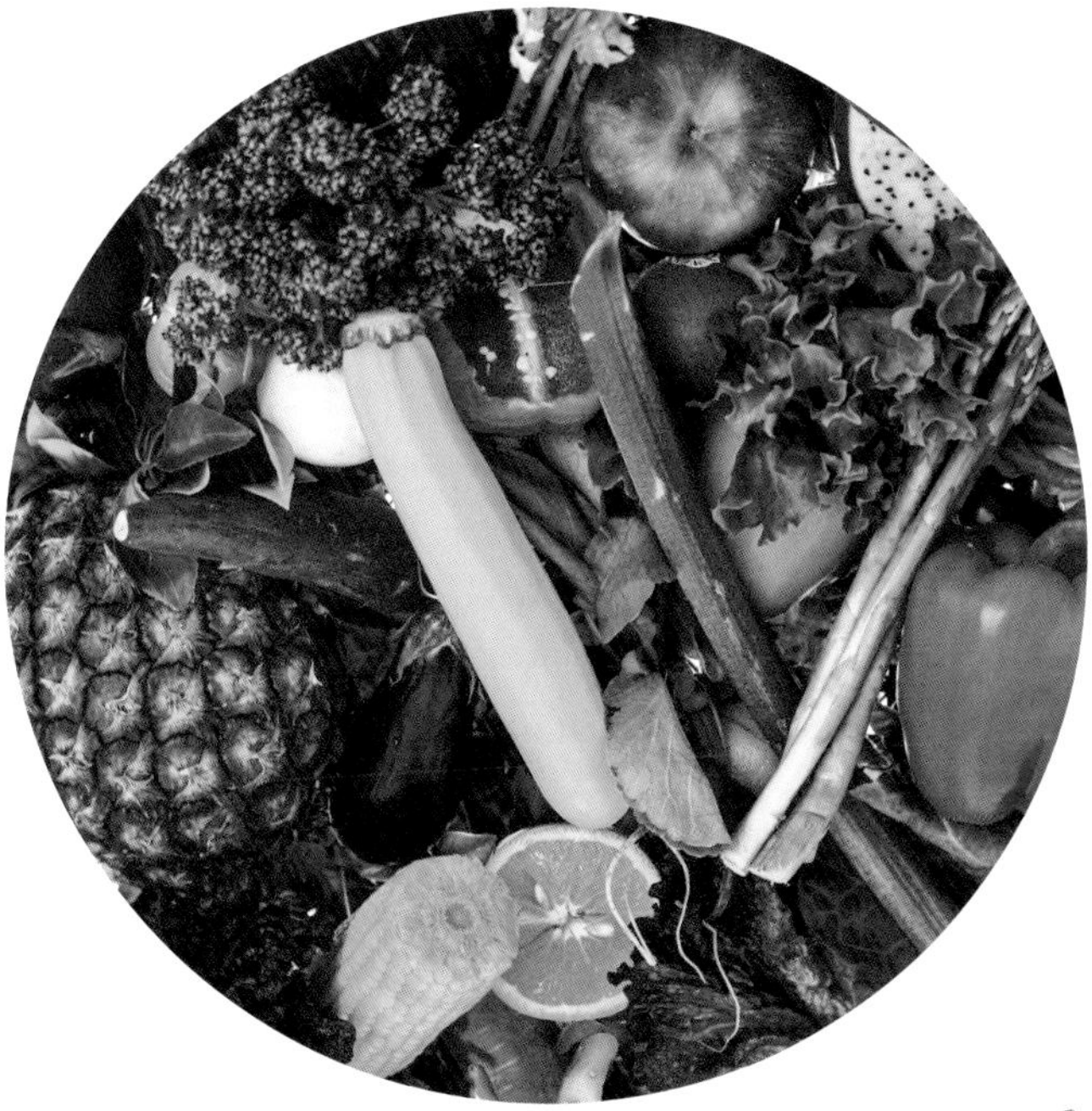

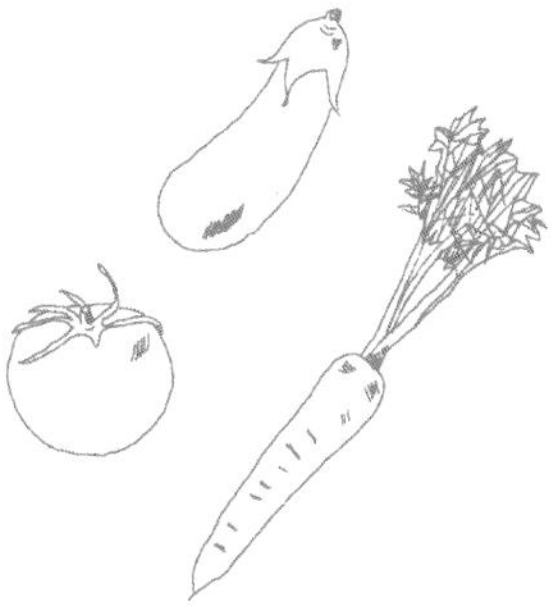

＊ **What is veganism ?**

全ての生き物の命を尊重し、
犠牲を最小限に抑える生活スタイル。
さまざまな価値観や
考え方があります。
あくまで私は、実際に経験して、
感じたことを
お伝えしたいと思います。

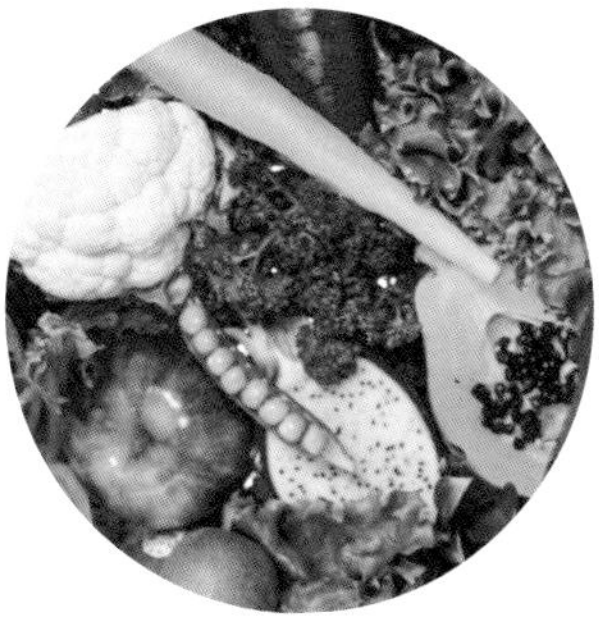

SONIM'S BEAUTY VEGAN

Contents

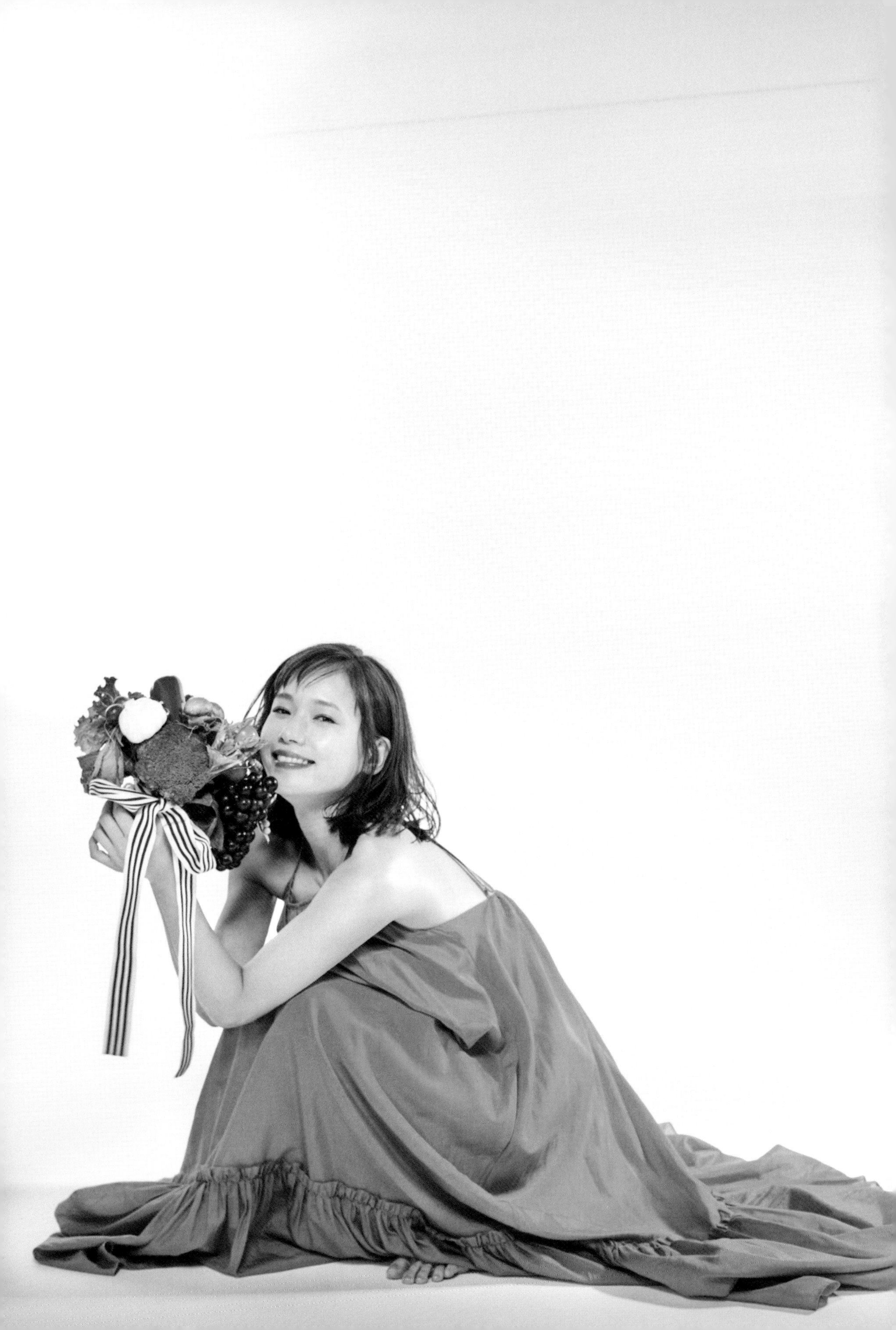

『私がヴィーガンになったきっかけは役作りのためのダイエット』

ジャンヌ・ダルクを演じるために減量を決意

私はヴィーガンになる前に、ベジタリアンだった時期があります。ベジタリアンになったきっかけは２００９年の出演舞台『ヘンリー六世』でした。乙女ジャンヌ(・ダルク)を演じるにあたり、殺陣のシーンもあるので、動きを軽やかに見せたいと思って、減量しようと決めたのです。そこで食事制限の仕方をいろいろと調べてみたら、歌手のマドンナさんがマクロビオティックの食事法を取り入れているという記事を見つけました。マクロビは元々日本発祥のものですが、当時、アメリカのセレブの間で大流行していて、ちょうど日本に逆輸入され、話題を集めていた頃だったんです。

「これ、興味あるかも。やってみよう!」と思って、早速インターネットで検索して見つけたマクロビにおける〝食べていいものチャート〟に従い、食事制限を始めました。

そんなふうに気軽に始めたのですが、本来マクロビというのはもっと複雑なもの。野菜の切り方などの調理法――一つの素材を、蒸すのがいいか、湯がくのがいいのか、どういう時期に食べるのがいいのかなど、さまざまなことにこだわって実践する健康療法です(※詳細はChapter.2 P19へ)。

当時の私はそういうことを知らずに、ただただ食べていいものチャートに沿って食事制限をしていたのですが…後になってそのチャートでマクロビ的に「食べて良し」と書かれていたもののほとんどが、ヴィーガンの食事に近いものだったことに気付いたのでした。

ツナサンドが食べられない!?

マクロビチャートに沿った食事制限を始めてから約1カ月たっても、思ったように体重が落ちませんでした。「このままでは舞台の本番までに間に合わない」と思い、別のダイエット法に変えようかなと考え始めた頃、食事制限を始めて以来、口にしていなかったツナサンドを久しぶりに食べてみたら…何かがおかしい。〝あれ？ 以前と味が違うような…?〟と、味覚の変化と異質な匂いを感じて、全く食べることができなかったのです。元々ツナサンドは大好物だったんですよ。それなのに全く食べられない。そしてツナサンドに限らず、本来好物だったはずのエビが入ったパスタも、レストランで注文して食べたら、エビが口の中で食べ物として認識されていない感じがして…。まるで消しゴムを食べているかのような不思議な感覚がしたのです。これは身体が受け付けていないのだな、必要としていないのだなと思いました。

以来、肉・魚類などを身体が求めていないので、自然とベジタリアンの食生活をするようになりました。その時点では、まだ料理に含まれている乳製品、卵や出《だ》汁《し》は摂っていましたが、牛乳は飲めない身体になっていました。卵もそう。パンやケーキなどに含まれている卵は大丈夫だけれど、シンプルなオムレツは、匂いが強くて気分が悪くなって、食べることができないのです。約１カ月の食事制限をしただけで、自分の身体の反応がこうも変わるものかと驚きました。

身体が変わったことで、とても困ったことがありました。今まで食べていたものが食べられなくなったために、何を食べてお腹を満たせばいいかが分からなくなったのです。そこで、手っ取り早くお腹を満たしてくれるのが炭水化物だったため、どうしても炭水化物過多になり、気付いたら太ってしまっていて…。これは問題だ！　と思い、すぐにベジタリアンの栄養学の勉強を始めました。それが今から10年くらい前のことでしょうか。その当時、日本の書店にはベジタリアンの栄養学に関する本がほとんど置かれていなくて、いろいろ探した末にたどり着いたのが、なんとマクロビの本でした。読んでみると、非常に興味深いことが書かれていたんです。そんなわけで、本格的にマクロビ生活に入ったのは、２０１２年の１月のことでした。以前、我流で始めて失敗してしまったマクロビが、このタイミングで舞い戻ってきたのです。でも、今度はしっかりと勉強をしながらの再開でした。

マクロビ生活、スタート 乳製品と卵抜きの生活に

本格的にマクロビ生活に入った私は、乳製品、卵や出汁も一切摂らなくなりました。ちょうど仕事が一段落して時間に余裕もあったので、家でよく食事を作るようになりました。限られた食材で、調味料などにもこだわってマクロビの食事作りを始めたら、楽しくなって、どんどんハマッちゃって！　全て自然食品で食材をそろえたり、野菜の切り方や調理法などを真剣に学んだり、講座やワークショップを受けたりも。２００９年の減量の時より、マクロビのメソッドをしっかりと自分の知識として身に付け、今まで触れてこなかった食に関するさまざまなことを学ぶことができて、とにかく楽しかったです。しかもその当時、夜ご飯を午後4時、遅くても5時には摂っていたくらい、超健康志向になっていました。半月に1回、満月と新月のタイミングでファスティング(断食)もしていたんですよ。今振り返ると、まるで修行僧のようでしたが、おかげで身体の調子が良くなり、体重も自然と減っていきました。

でも、仕事が忙しくなってくると、料理をする時間も限られてくるので、そこまでストイックな生活を続けるのが難しくなってきたんです。それに、友達とご飯を食べに行くとなると、一緒に行っても自分の食生活のために、気を使わせてしまう。そんな気付きもあり、マクロビ法はそこまで厳しく実践せずに、マクロビをできるだけ取り入れながら、ジャンルでいう「ヴィーガン」というくくりで食事をするようになっていったのでした。

How I became vegan

大切なことは自分の身体が教えてくれた

　私がヴィーガンになった理由は、それまでは食べられたものを、身体が受け付けなくなったから。そして、食について学び、健康的にその食生活を続けたら、身体の不調がなくなるなどの良い効果を実感できたからです。世界中にヴィーガンの人はたくさんいますが、私のような、「身体が受け付けなくなったから」という理由でヴィーガンになった人は少ないらしく、「主義」としてヴィーガンを選ぶ人の方が主流のようです。海外で、動物を傷つけないために、環境保全のために、という理由でヴィーガンになる人が多いのは、それらがカッコいい、素敵な生き方だと憧れられる対象であるからなのでしょう。環境や自然、社会に対する意識が高く、自分の強い意志を持って、世の中にあふれている便利なものを、自分から選択して断つのですから。ただ、単に思考から入ってしまうと、ヴィーガンの食事が身体にフィットしないこともあり、それでやめてしまう人もいるようです。ＹｏｕＴｕｂｅｒに、一時ヴィーガンだったけれど、身体に不調が現れてやめてしまったという人もいます。

　私の場合は逆で、自分の身体に合うからヴィーガンを続けているのですが、スタート時に栄養学を勉強したことはとても大きかったなと思います。ヴィーガンに限らず、どんな食生活でも、急に変えたら、身体に〝変化〟が出てしまう人は多いのではないでしょうか。私自身も、炭水化物過多で太ってしまったことを経て、基本的な栄養学を学んだ上でヴィーガン生活をリスタートさせたことが、結果的にとても良かったなと思います。

もっと食べ物に興味を持とう

　食べ物についてどのくらい知識を持っているのか。それは人それぞれだと思います。例えば「私はベジタリアンです」、「ヴィーガンです」、「動物性のものは摂りません」と説明した時に、「じゃあ、お米は食べるの？」と聞かれたことがあって。お米が植物か動物かも分からずに食べているのかな？　とビックリしました。「ヴィーガンは海藻もきのこも食べます」と言ったら、「え？　そうなんだ」と驚かれたこともありましたね。

　ヴィーガンについてはChapter.2でも説明しますが、知らない方に端的に説明するならば、私は「心臓と内臓のあるものは食べない」と言います。

　では…何に心臓があって内臓があるのかなど、食べ物について深く考えたことはありますか？　元々食に興味がない人は、そういうことに目を向けた経験が少ないでしょう。コンビニに行けばいつでも山のように食べ物が並んでいるし、スーパーマーケットもそう。食について考えなくても、いくらでもおいしいものが手に入るのですから。

〝You are what you eat.〟

「体は全て自分が食べたものでできている」

　という有名な言葉があります。もっとシンプルに、「体は食べたものでしかできていない」と言い換えてもいいかもしれません。だから、健康的な生活を送るために、少しでも自分が口にしているものに対して意識するべきじゃないかと私は考えます。

俳優の仕事は、言うまでもなく身体が資本。ハードな舞台出演の時は特に体調管理は欠かせません。昼公演と夜公演の合間に、カップラーメンを食べている仲間を見ると、おせっかいな私は「ダメダメ、それでは身体を保てないよ〜」と心配になって、おにぎりを握って行きたくなります。もちろん、みんな舞台に立つのに精いっぱい。忙しい時にインスタントフーズが便利なのは重々承知の上です。だから、毎日そういった食生活が続いている仲間を見つけた時に、大量におにぎりを作って稽古場に持って行って、「食べるなら、ぜひこれを食べて!」と言いながら、実際に渡したこともあります。

今の自分の身体に必要な栄養素は？

生身で毎日演じる舞台というのは、公演を重ねるうちに、どうしたって疲れが蓄積されていくものです。だからこそ俳優はちゃんと栄養を補給しなければいけない。単に胃袋を満たすだけではなく、エネルギーになる成分があるものを、しっかり摂るということが必要不可欠です。舞台に立たなくても、私たちは「ご飯を毎日食べる」というのが当たり前のこと過ぎるからなのか、栄養素の観点はつい忘れられがちのような気がします。

例えば、疲れている時って、甘いものが欲しくなりますよね。その理由として「脳が疲れているから」というのが一つに挙げられると思います。脳の疲れが取れるものを食べたい…ならばそれは、できる限り身体に良いものを摂る方がいいと思いませんか？　それが、「自分が口にしているものに対して意識する」ということだと思うんです。「甘いものであれば何でも良い」ではなく、「糖分にもいろいろなものがある、今の自分の身体に一番いい糖分は何か」と考えて、ベストな選択をすることが大切だと。糖分を例に話しましたが、他にも食物繊維や、タンパク質、脂質など、人間に必要なさまざまな栄養素が、どんな食材から得られるのか、どうすればバランス良く食べることができるのか。食について考えることは、健康的な生活を送るために非常に大切なことだと思うのです。

もちろん私も、全て完璧に栄養バランスの良い食事を摂れているわけではありません。でもこういった知識を身に付け、意識することにより、食事で体調管理ができるようになるのではないかと考えます。

私自身、ヴィーガンを始めたきっかけは「軽やかな身体で舞台に立ちたい」という思いからでしたが、このように振り返ってみて改めて思うのは、最終的に「栄養学を学ぶ」ということにつながったのが、何よりラッキーだったと感じています。女優として、一人の人間として、栄養学との出合いは一生の財産です。

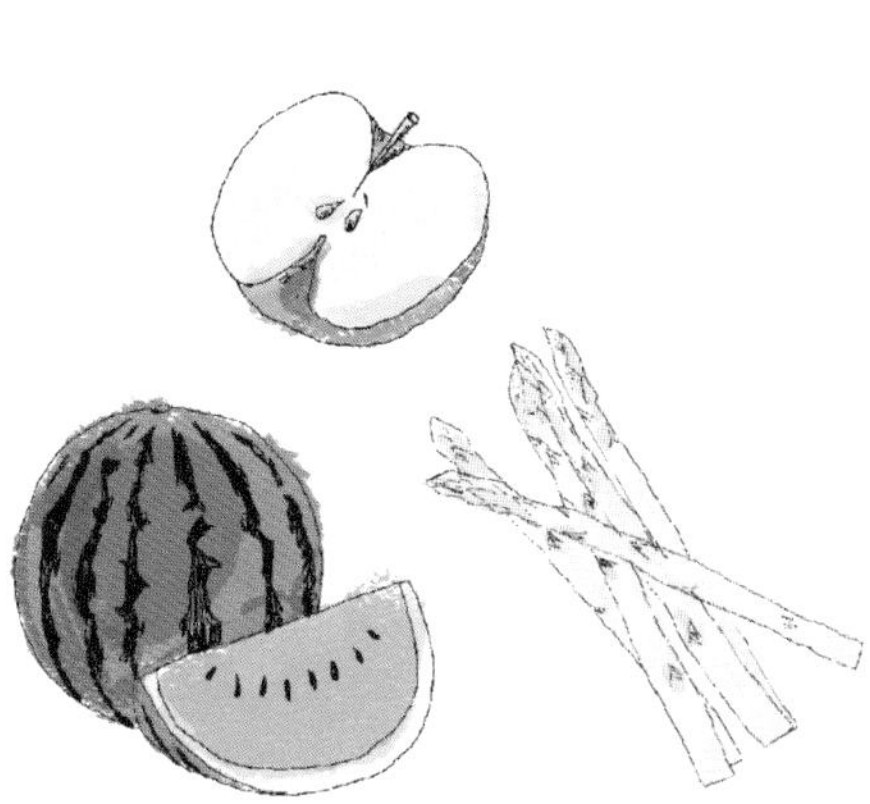

COLUMN

1

SONIM'S Vegan Food list

［ ソニンのヴィーガンフードリスト ］

体を気遣うソニンが、普段食べている
お気に入りのヴィーガン食材をチェック！
スーパーやネットでも購入OK！

№／01

ソイミートのチキン

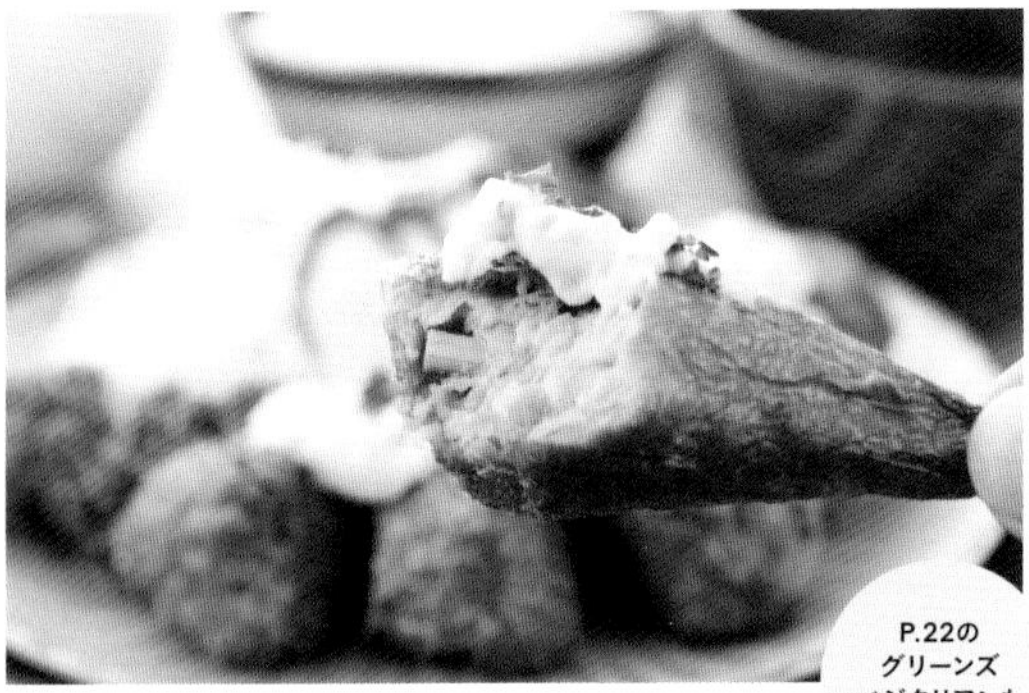

※在庫状況については販売店にお問い合わせ下さい

P.22の
グリーンズ
ベジタリアンも
CHECK!

ヴィーガンやわらかもも
（グリーンズベジタリアン）／1,458円

チキンの足のような形をしていて、料理の見栄えも華やかになるので、おもてなしにも重宝します。骨の代わりに串が付いているところまで再現度高し。味も付いていて、私は気に入っています。

№／02

中国春雨

東北大拉皮
極太中国タンミョン
（生友商事）200g／
オープン価格

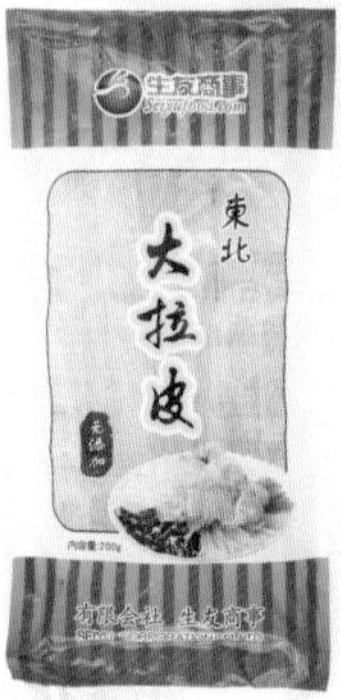

この商品は扱いやすく、値段も含めて気に入ってストックしています。炒め物や鍋に使うことが多く、入れるだけで満足感が得られます。

№／03

ココナッツクリーム

ココナッツクリーム UHT
（Kara）200ml／183円

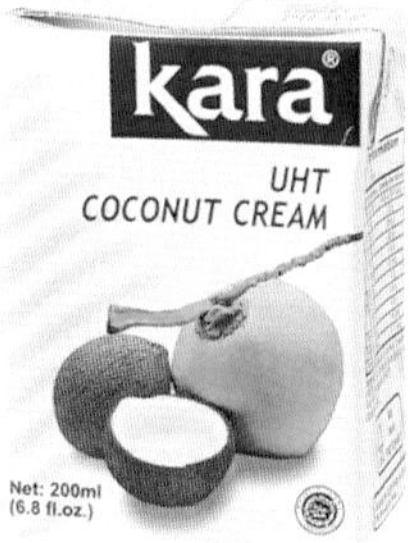

スーパーにも売っていて安いので、いつもまとめて買います。すごく濃厚で、クリームソースやカレーに入れる生クリーム代わりに使っています。

№／04

アーモンドミルク

Ⓐ **無添加 濃いアーモンドミルク**
砂糖不使用 125ml／149円
Ⓑ **無添加 濃いアーモンドミルク**
てんさい糖入り 125ml／149円
（共に筑波乳業株式会社）

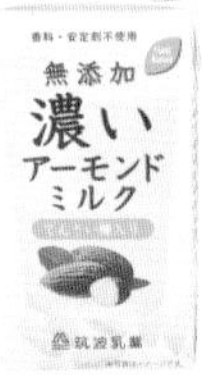

Ⓑ

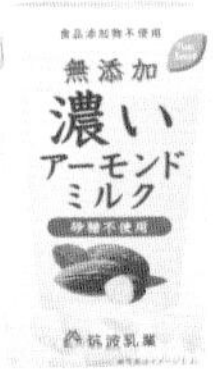

Ⓐ

このアーモンドミルクは濃くてとにかくおいしい！　アーモンド含有量も多く、栄養面でも優れているので友人にもオススメしています。

№／05

オーツミルク

オーツミルク ほんのり甘い
（ALPRO）250ml／
オープン価格

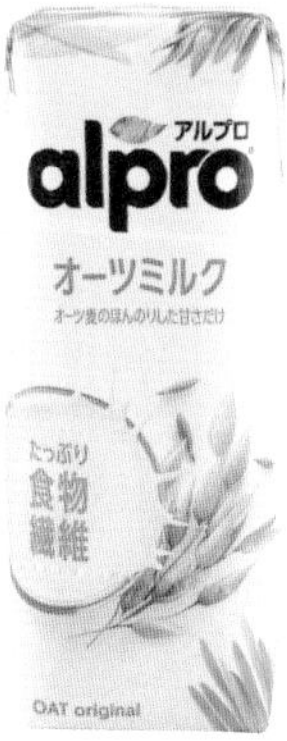

オーツミルクが近所に売っていて興奮して買ったら、おいしくてどハマり！　オーツ麦は意識的に取り入れたいので、スムージーなどに使います。

№／06

ミートボール

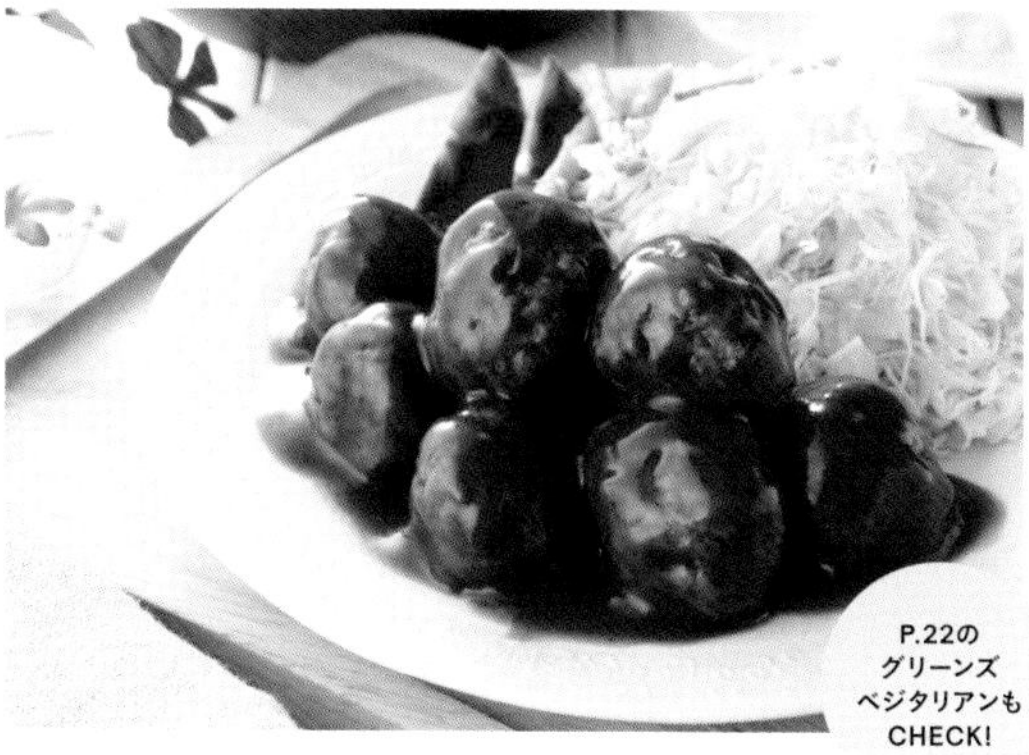

P.22の
グリーンズ
ベジタリアンも
CHECK!

ベジミートボール 10個
（グリーンズベジタリアン）／516円

形がボール状なので鍋や炒め物のアクセントとして使いやすく、そのままでも、適当な小ささに切って使うこともあります。冷凍食品として調理されているものなので、とても便利です。

№／07

餃子

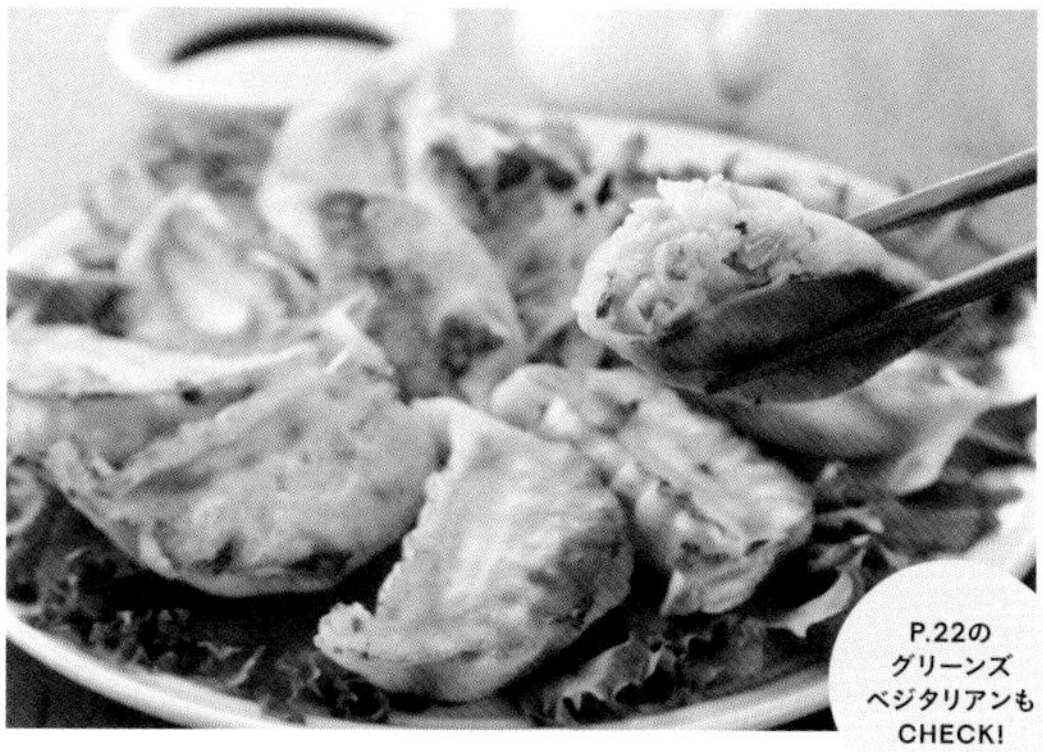

P.22の
グリーンズ
ベジタリアンも
CHECK!

菜食餃子 業務用 50個
（グリーンズベジタリアン）／1,587円

量が多く安くて、焼餃子や水餃子、鍋にもオールマイティーに使えるので、料理する元気がない時にとても助かります。ニンニクやニラも入っているので満足感もバッチリ。カレー味もあるんですよ！

№／08

豆乳

有機豆乳無調整
（マルサンアイ）
1000ml／335円

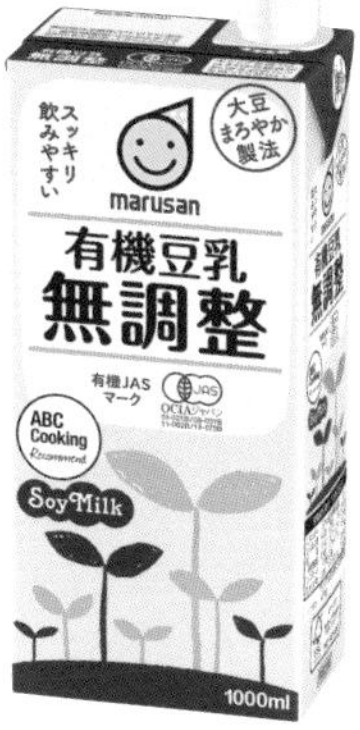

いろんなブランドのものを試しましたが、大豆固形分9％以上の豆乳が使いやすく、味も好き。10年以上、ほぼこの豆乳で過ごしています。

№／09

ココナッツオイル

オーガニック
ココナッツオイル 精製
（ヌティバ）
1.6L／2,265円

※価格は変動する場合があります

P.22の
iHerbも
CHECK!

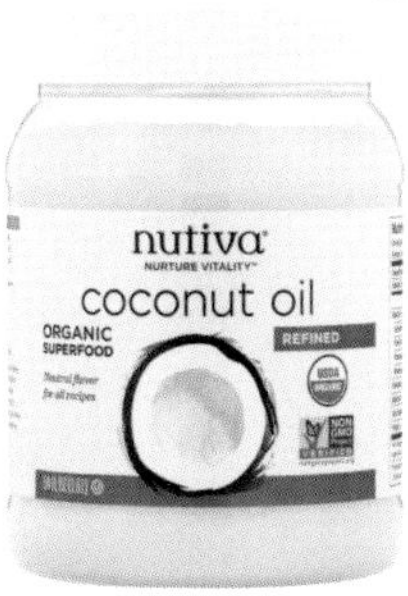

お菓子や料理には、香りがつかなくて使い勝手のいい、精製ココナッツオイルを使います。このオイルは安く、惜しみなく使えるのでオススメ！

知ってた？この食材もヴィーガンフード！

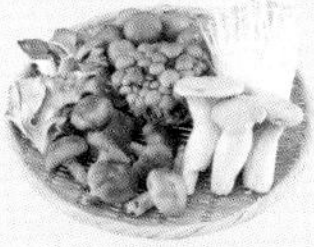

きのこ類

ビタミンやミネラルなどが豊富な高栄養食材で、うま味成分もたっぷり！ 食物繊維が多いのもうれしい。

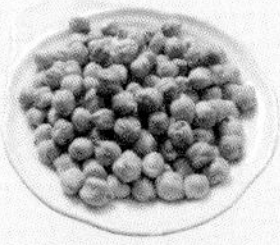

ひよこ豆

良質なタンパク質のほか、ミネラル、鉄分など栄養満点。煮たり、ペーストにしたりと汎用性も抜群！

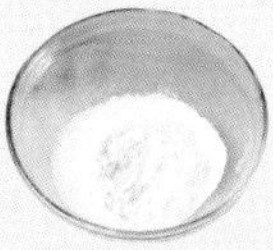

小麦粉

穀物なので、ヴィーガンは摂取可能！ グルテンフリーの人は米粉やコーンスターチなどに変更しましょう。

豆腐

言わずと知れたヴィーガン食材。お肉の代わりに使ったり、卵の代わりに使ったりとその活用法は無限大。

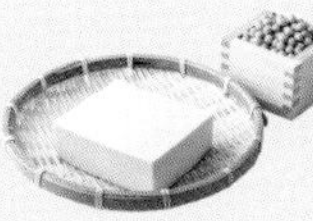

砂糖

てんさい糖やきび砂糖、黒糖などはヴィーガンの強い味方！ 自然な甘みで料理にコクも加えてくれます。

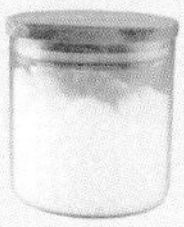

お米

お米も穀物なので、もちろんヴィーガン食材。栄養バランスが良いスーパーフードです。私は玄米が好き。

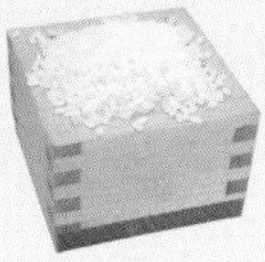

Chapter.2

What is vegan?

『食におけるヴィーガンとは動物性の食材を摂らないこと』

身の周りにたくさんある動物由来のもの

食においてのヴィーガンとは、何を指すのでしょうか。

ヴィーガンとは、動物由来の食材を摂らないこと。肉や魚、卵を食べないだけでなく、牛乳やチーズ、ヨーグルトなどの乳製品、はちみつなども食べない〝完全菜食者〟を指し、ベジタリアンのカテゴリーの一つとされています。ヴィーガンといっても、食生活だけヴィーガンを実践している人もいれば、衣料品や化粧品なども一切動物性のものを使わない人もいます。

私の場合は、食をきっかけにヴィーガンのことをいろいろ調べていくうちに、動物や環境を守るため、自分ができることはできる限りやっていこうという気持ちが芽生えて、食べ物以外の動物性のものも買わなくなっていきました。ただ、すでに持っているものや、人から頂いたものは大切にするという意味で所持はしていますが、着るものや、身の周りのものに関しては、できる限り動物に被害を与えていないものを使うようにしています。特に革製品や毛皮が使われているものは、フェイクを利用するようにしています。

ここで問題になるのがウール。セーターをはじめ、完全に避けるのが難しいものです。「ウールは一切使わない」と決めたら、１００％のものは避けられるのですが、私の場合、仕事で着なければいけない衣装に部分的に使われていることが多々あって。ヴィーガンになりたての頃は、職業柄１００％避けることができないなと、苦労しました。なので現在は、衣服に関しては「可能な限りヴィーガンで」という感じにしています。ヴィーガンをよく知る人には、「私は食べ物だけのヴィーガンです」という言い方をしたりします。

私はスニーカーを履くことが多いですが、靴も革が使われていますよね。お財布もそう。気にし始めるとキリがないのですが、最近はフェイクのものがとてもうまくできています。アパレル業界でも最近はフェイクがスタンダードになりつつありますが、日本でも若い女の子たちに人気のブランドが、フェイクファーのコートやマフラー、手袋を出していて、どれもとてもかわいくて、全部そろえてしまいました。フェイクだけどとても暖かくて、何より、若い女の子向けのファッション業界も、そんなふうにヴィーガンを取り入れ始めたのだなと知って、うれしくなりました。

ヴィーガンと マクロビの違い

ヴィーガンとは、動物由来のものを摂らない、使わないという「主義」で、マクロビは健康療法ではあるものの、物事の「考え方」や、「生き方」といった方が分かりやすいように私は思います。

マクロビは、具体的には〝物事の全てに陰と陽があり、そのバランスを保つ、中間にいることが生きる上では大切だ〟というものです。そして、月の満ち欠けによって摂取する食材を変えるなど、自然に沿って身体が変化することを認識しながら、その時々に合う食べ物を、その時々の食べ方、調理法で摂取して調和させるという食事の在り方です。

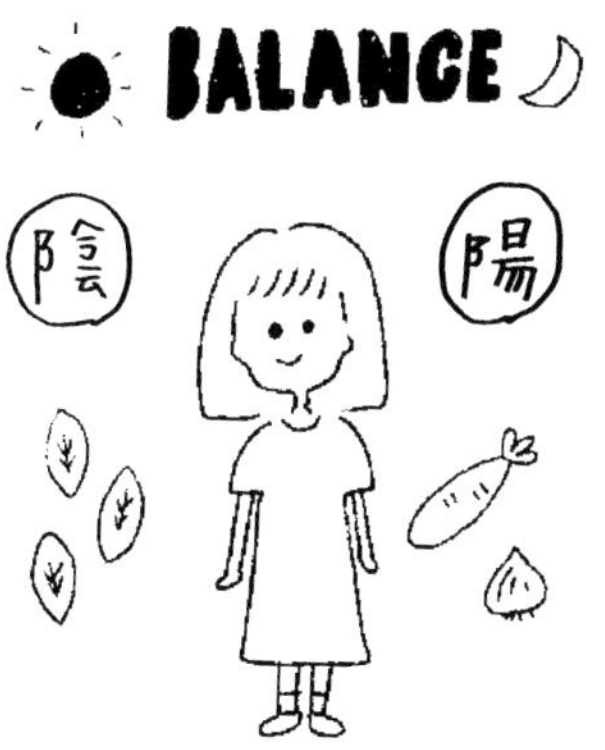

mini column

マクロビオティックとは

自然と調和を取りながら、それぞれの食材の持つ陰陽のバランスをうまく取り入れることで、自身の体調を整えることを目的とした食事法。一番の基本的な考え方は「玄米菜食」。玄米と野菜を主としていますが、肉や魚、乳製品・卵を禁止しているわけではありません。そして、調理法にこだわり、素材を「蒸す」のか「焼く」のか「生」なのかなど、その方法次第で、身体にとってそれぞれ違った作用があると考えられています。

ヴィーガンだからといって 痩せているとは限らない

〝ピュア・ベジタリアン〟とも呼ばれるヴィーガンは、前述したように、動物由来の食品を一切摂らなければ、何を食べても、どんな食べ方をしてもいいのです。

最近は、日本でもマクロビやヴィーガンを掲げたカフェやレストランもたくさん増えてきて、少しずつ知られてきていますが、いまだに「ヴィーガンです」、「マクロビをやっています」と言うと、「ガリガリで、痩せ細っているのでは？」なんて想像する人もいますね。私も、頭の先から爪先まで見られて「あれ？（違う）」って顔をされた経験があります（笑）。でも実は、ヴィーガンでも太っている人はいたりするんですよ。

ニューヨークで２０１１年から行われている「ベジタリアン・フード・フェスティバル」という催しがあります。近年、アメリカの若者たちの間での食のトレンドといえば、ベジタリアンとヴィーガン。１００近いベンダー（販売者）が出店するこのフェスティバルに、ボランティアスタッフとして参加したことがありました。当時留学中だった私は、たまたま募集していたのを見つけて、面白そうだなと思ったんです。フェスティバル当日の朝から会場の設営の仕事で、椅子を並べたり、出店店舗の荷物を運んだりしているうちに、ボランティア同士、親しくなるのですが、「私、ヴィーガンなの」と言ったその彼女は結構なぽっちゃり系で。ヴィーガンにもいろいろな人がいるのだなぁと思った記憶があります。

　私がニューヨーク留学中に最も仲良くなった友達は、3・11のメッセージと募金を集めている時に協力してくれたのが出会いでした。そのつながりで仲が良くなって、気が合うなと思っていたら、なんとベジタリアンで。菜食主義同士なので、外食する際、好みや食べられるものが一緒なのもいいですよね。彼女と一緒にベジタリアン・フェスティバルに参加したことは、最高の思い出です。

　彼女は身体が細く、ベジタリアン、ヴィーガンといっても体型は本当にさまざま。ヴィーガンで太っている人もいるのは当然で、動物由来のものを食べないだけで、太る要素のある食品も多いのです。ヴィーガンのおいしいお菓子もたくさんあるので、たくさん食べれば普通に太るんですよ。

　私がヴィーガンだというと、「肌がカサカサだったり、身体がガリガリのイメージがあったけど、違うね」とよく言われますが、そのイメージって一体どこからきているんでしょう?

　もしかしたら「ヴィーガン・ダイエット」をする方も多いと聞きますので、そのイメージがあるのかもしれませんね。

いよいよ日本にも ヴィーガン時代が到来!

　私がヴィーガンになった約10年前と比べ、ここ数年、日本でもヴィーガンが急速に広まっているなと感じます。大きな理由は、東京オリンピックではないでしょうか。アメリカでは特に20代半ば〜30代半ばくらいまでのミレニアル世代の間でベジタリアン、ヴィーガンがトレンドになっています。日本のラーメン屋さんなどでもヴィーガンメニューを打ち出すお店が増えたのは、そうした海外からのゲストを見込んでのことでしょう。

　ラーメンといえば…留学中、ニューヨークにはヴィーガンラーメンがすでにたくさんありました。博多ラーメンの人気チェーンも進出していて、そこで働いている友達に誘われて食べに行ったことも。日本では最近ヴィーガンラーメンの発売がスタートしましたが、ニューヨークでは8年前のこと。食に対する意識が高く、さまざまな人種がいるニューヨークのレストランは、オプションとしてヴィーガンメニューがあるのが、今や一般的です。

　ニューヨーク留学中に、私がハマッたヴィーガンフーズといえば、フムス。ひよこ豆をペーストしたトルコやギリシャなどの伝統料理であるフムスは、完全なるヴィーガンフーズなのです。P60のオリジナルレシピのコーナーでも作り方をご紹介していますが、健康意識の高いアメリカのセレブやモデルの間では、効率良く栄養が摂取できることで注目され、ダイエットにも取り入れられています。

　今でこそ、ネットで検索すればフムスのレシピがたくさん出てきますが、日本では、かつては中東料理店で出しているくらいしか見かけませんでした。ところが、2年ほど前に日本でテレビを見ていたら「フムス、ヴィーガン」というCMをやっているではないですか！　しかも塩昆布で有名な会社の新商品だということに衝撃を受けるとともに、ついにヴィーガンの時代が来たか！　と、うれしくなりました。

ベジタリアン＆ヴィーガン生活11年目の驚きと感慨

普通のレストランでアペタイザー（前菜）としてフムスを見かけるようになり、そしてヴィーガンにとっては〝天国〟ともいえるナチュラルローソンが増えてきたのもその頃です。日本のさまざまなお店にヴィーガン商品が置かれるようになり、一つ一つチェックしては思わず感動していました。

というのも、それ以前はコンビニに行っても私が食べられるものがほとんどなかったのです。ツナがのっていたり、ドレッシングがかかっていたりするサラダは、一切食べられません。結果コンビニに行ってもバナナか水を買うしかなく、スーパーに行っても同様でした。レトルトのカレー、ポン酢などの調味料も何かしら動物性のものが含まれているので、成分表示を見ては「はあーっ」とため息をついて、棚に戻して…という繰り返しでした。

外食するにも食べられるものがないので、食べること自体を諦めるんです。お腹は空いているけれど、仕方ないので。外出する際は、いざという時のために、ヴィーガンのお菓子やドライフルーツ、ナッツなどを忍ばせて、空腹を満たすためにつまむ、という生活でした。

それがどうでしょう。数々の大手企業がヴィーガン商品の開発に乗り出し、2020年にはなんとドトールコーヒーから、大豆ミートのサンドイッチが発売されるほど。どのジャンルでも日本のヴィーガン商品の広まる勢いは今ものすごいです。ベジタリアン＆ヴィーガン生活11年目のうれしい驚きであり、感慨深いものがあります。

ヴィーガンの流行とアレルギー増加との関係

昔は「ヴィーガン」といっても周りにあまり理解されず、街に出ると食べるものも見つからず、本当に肩身が狭かったんです。それがここ最近ヴィーガン商品に興味を持つ人が急速に増えている。オリンピックとは別の要因として、子どもたちや若い世代の人たちの間で、卵や小麦をはじめとするアレルギーに悩んでいる人が多いことと関係があるのではないかと。実際にヴィーガンの人がアレルギー対応商品を買っていたり、逆も然りでアレルギーとなる食材を含まないヴィーガンの商品をアレルギーで悩む人が買っているということもあります。

あとは、「魚は食べるけれど、肉は口にしない」という人が、最近私の周りでも増えている気がします。日本人は肉食になって、大腸がんが増えたという話も聞くので、アレルギーや病気と食生活は確実に関係があるのでしょう。実は私の母も大腸がんになって、肉食をやめました。私とは違う理由でベジタリアンになったのです。一緒に出掛ける時は、基本的にベジタリアンメニューがあるお店を選べばOKなので、レストラン選びは2人の楽しみの一つです。

COLUMN

2

SONIM'S Recommended Online Shop

［オススメ通販サイト］

ソニンの生活に欠かせない、便利な通販サイトを3つ厳選しました！

No／01

良質な植物肉を自社開発！
ベジタリアンの強い味方

Green's Vegetarian

［グリーンズベジタリアン］

URL
https://greens-vegetarian.com/

Green's Vegetarian

／ POINT ／

1 国内最大級の植物性食品通販サイト

2 唐揚げや餃子など植物肉商品が人気！

3 便利で安全なレトルト食品も充実

「健康と地球とずっと。」というコンセプトの下、約10年間運営される通販サイト。累計30万件以上の出荷を通して、ベジタリアン、ヴィーガン、そして健康意識が高いユーザーに多く活用されている。

No／02

自然派商品を多数取り扱う
世界有数の大手通販サイト

iHerb

［アイハーブ］

URL
https://jp.iherb.com/

iHerb

／ POINT ／

1 180以上の国に良い商品を安く配送

2 日本で手に入らないものもたくさん

3 バラエティー豊かな品ぞろえ

ソニンが留学中からヘビーユーズする、アメリカ発の通販サイト。世界180か国以上の国に良質な商品を求めやすい価格で提供している。国内で手に入りにくい商品も現地価格で購入できるのがうれしい。

No／03

「国産オーガニック」の
専門店にしてパイオニア

Natural House

［ナチュラルハウス］

URL
https://www.naturalhouse.jp/

Natural House

／ POINT ／

1 実店舗も展開するオーガニックの老舗

2 作り手が見える有機野菜が購入可能

3 1500アイテム以上掲載！

自然食品や自然化粧品・オーガニック製品を取り扱い、東京、千葉、静岡、大阪、兵庫で実店舗を展開している同社が、来店の難しい方向けに運営する通販サイト。店舗に行けない方でも気軽に利用できる。

売れ筋商品はこれだ！

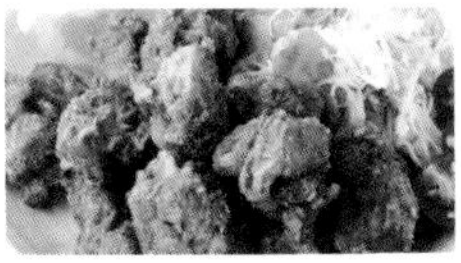

揚げるだけ大豆ミート唐揚げ

800g／1,490円

普段の食事で使いやすい、日本人の日常食といえる唐揚げを、植物性の原材料のみで再現。ソイミートは調理が難しく、下味を付けるのもコツが必要だが、この大豆ミート唐揚げは丁寧に下茹で・味付け済みで衣付きだから、下準備不要で失敗知らず。忙しい時でも揚げたてでおいしい唐揚げを自宅で楽しめるというれしい一品だ。

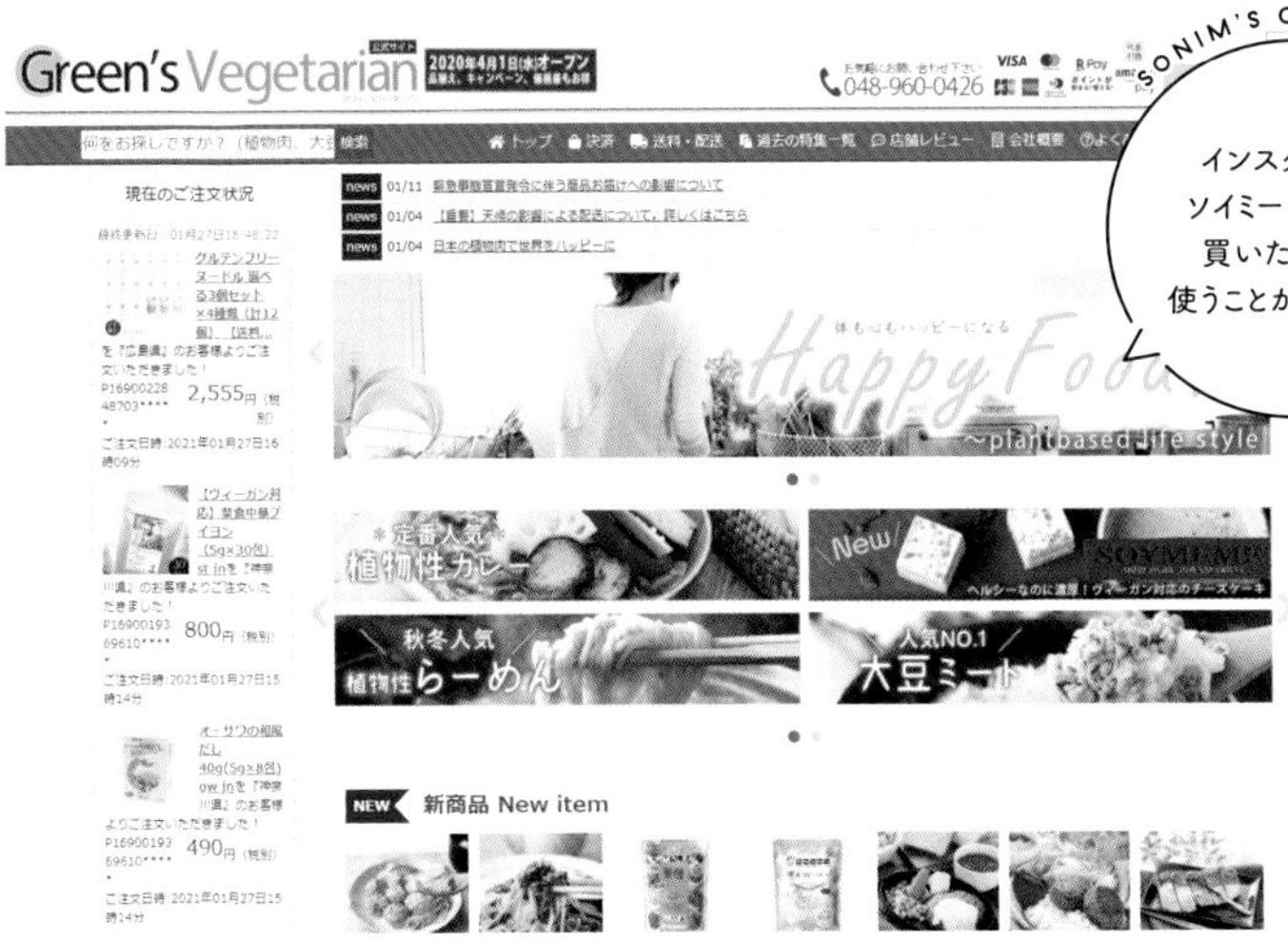

SONIM'S COMMENT

インスタントのソイミート料理を買いたい時に使うことが多いかも

売れ筋商品はこれだ！

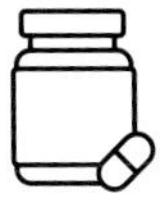

サプリメント

病気予防のため、栄養素をサプリメントで補給したいという人が増えており、近年人気が高まっている。中でも、iHerbのプライベートブランド・California Gold Nutritionではプロバイオティクス、ビタミンC、フィッシュオイルなどの高品質なサプリが安く買えることから人気を博している。さらに、iHerbで販売しているサプリにはヴィーガン対応の記載があり、カプセルの原料がゼラチンかどうかの確認が不要なのもうれしいところだ。

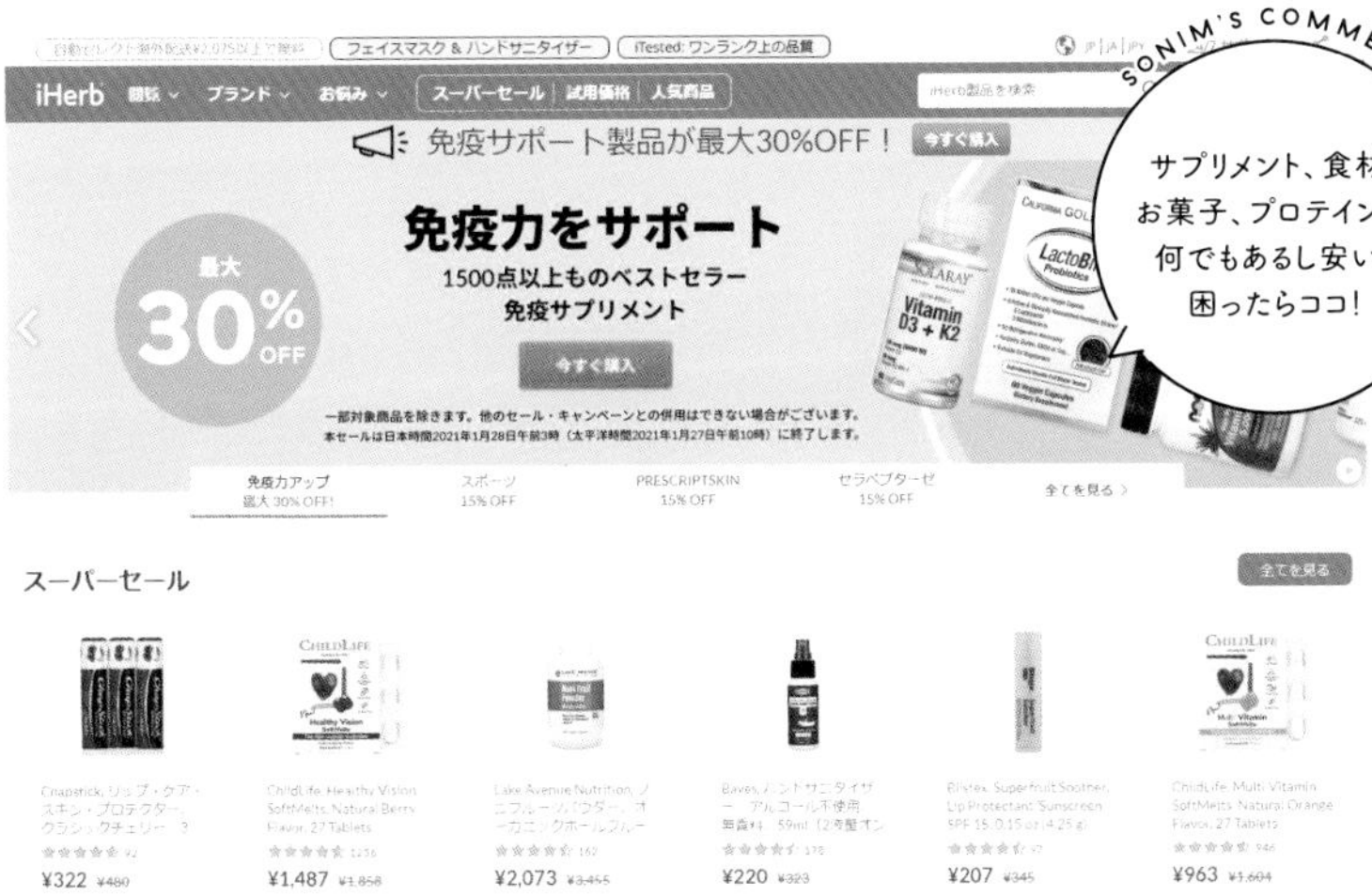

SONIM'S COMMENT

サプリメント、食材、お菓子、プロテイン…何でもあるし安い。困ったらココ！

売れ筋商品はこれだ！

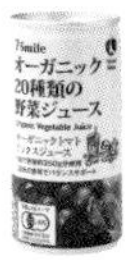

オーガニック20種類の野菜ジュース

190g／216円

トマトをベースに20種類の野菜が入ったオーガニック野菜ジュース。酸味と甘みのバランスが絶妙な味わいの、1本で350g分の緑黄色野菜が摂取できるロングセラー商品。不足しがちな野菜をジュースで手軽に補うことができる。砂糖や塩、香料などを含まず、子どもにも飲みやすい味で、コクがあるから料理にも使えると大好評。

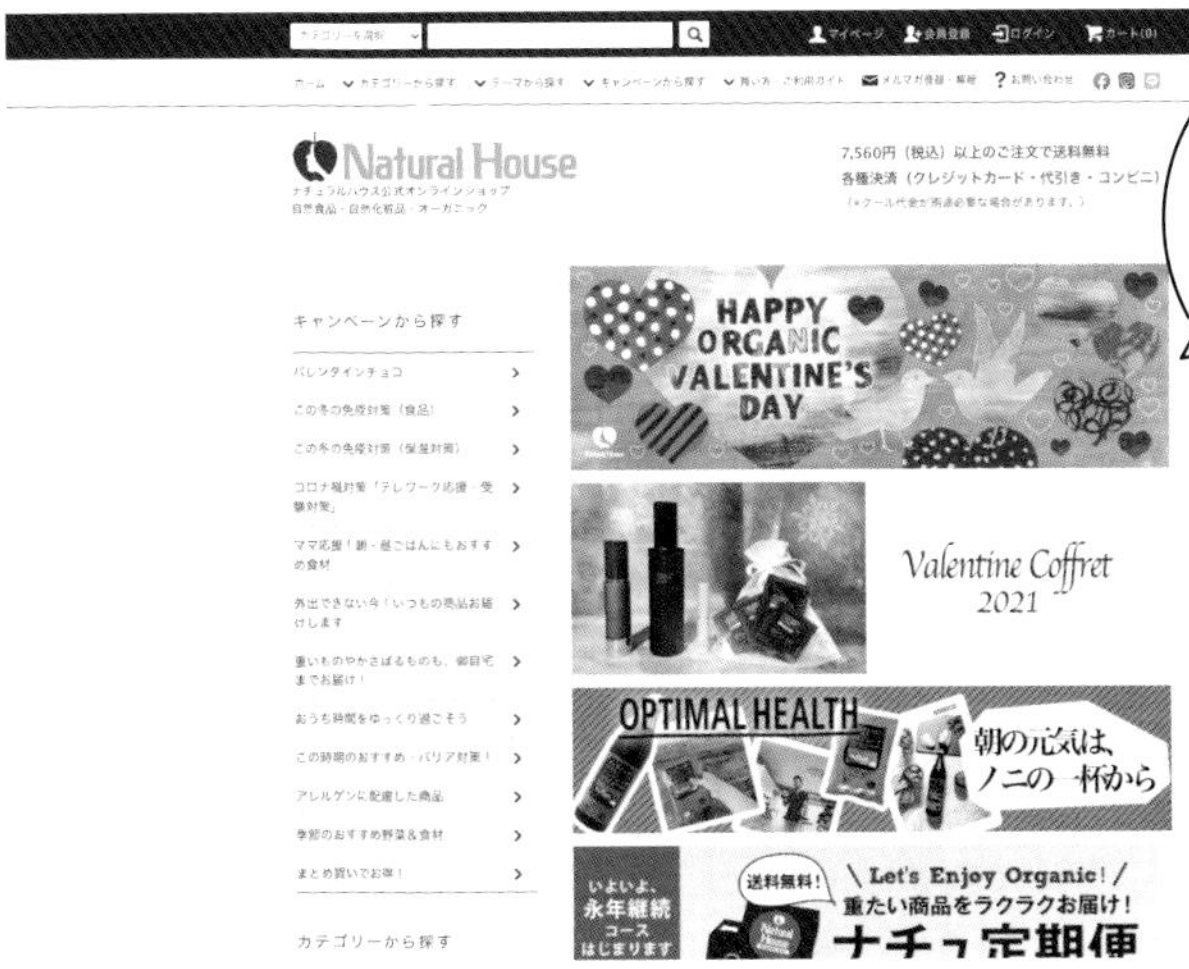

SONIM'S COMMENT

野菜の種類が多くて新鮮。私は実店舗に行くことが多く、昔から通っています

 ※価格は全て税込です。

Chapter.3

Changes in the body

『どう身体が変わったかといえば… 一番は〝意味のないだるさ〟がなくなった』

プロフェッショナルとして 〝揺れ〟を最小限に

「ミュージカル俳優は、アスリートである」。私はそう思っています。歌って踊ってお芝居をして…というのを、一つの作品で大体、稽古と本番を含めて3カ月くらいほぼ毎日、続けていく。そのためには、トレーニングと体調管理が欠かせません。

舞台に立たせてもらうからには、疲れていようが、体調がいまひとつであろうが、常に同じレベル、できるだけ高いレベルのパフォーマンスを見せたい。それがプロフェッショナルだと思うのです。ですが、公演を重ねるにつれて、疲れは確実にたまっていくし、放っておいたら絶対にパフォーマンスのレベルは落ちていく。それは避けられないのです。そうならないためには、俳優としてどうすればいいのか。私はその〝パフォーマンスレベルの揺れ幅〟をできる限り狭めたいと日々努めています。そのためにやれることは全てやりたいのです。

ロングラン公演をやっている間には、パワーが出ない時もあれば、集中力が保てない日、喉の調子がおかしい時だってあるのが、生きている以上当たり前。そうした〝揺れ〟をなるべく最小限にするには、体調管理と食事が本当に大切だと思っています。

俳優に限らず、お仕事をされている方は、皆さん誰もが仕事に穴を開けないように、そしていつも良いパフォーマンスができるようにと努力されているのではないでしょうか。

Chapter.1・2とヴィーガンについてお話ししてきましたが、ヴィーガンになるとどんな効果があるのか？　皆さん、ここが一番知りたいところだと思います。

「なんかだるい」から 解放された

ヴィーガンになってから、どう身体が変わったかといえば、私の場合、一番は〝意味のないだるさ〟がなくなったこと。意味のないだるさを、感じることはありませんか？　なんだかだるい、体が動きづらい、朝起きたらなんかしんどい…そういったことが、なくなったんです。もちろん仕事がものすごく忙しい時期の体の疲れはありますが、ヴィーガンになる以前と比べたら、疲れること自体、かなり減ったように思います。

忙しいといえば、思い出すのが2015年のこと。舞台出演が3本立て続けにあって、本番中に次の舞台の稽古をやって、また本番中に次の稽古を、という毎日を繰り返すうちに、自律神経が乱れてしまったことがありました。ミュージカル『RENT』への出演もこの年にあり、非常にエネルギーが要る作品だったので、思わずエナジー系のドリンクを飲んだんです。そうしたらたった一口飲んだだけで心臓がバクバクして、カーッと血が頭に上る感じになって…。普段の食生活でそういったものを摂らないせいか、身体が敏感になっていたのかもしれません。

疲労回復には食べる、寝る、休む。これが一番だと思います！　そう分かっていても、忙し過ぎて、ちゃんとうまく眠れない、身体を動かし過ぎてだるい、重い、ということがあるのも分かります。私もたまにそういったことがあるので。ですが、ヴィーガンを始めてから、以前よりも格段に回復が早く、明らかに健やかになったと実感しています。自分の急速な回復力に、いまだに驚いてしまうこともあります。

身体が健康だと、心も健やかでいられる。よく言われることですが、私もそう思います。ただ今の世の中、ストレスの原因はさまざまで、完全にストレスフリーになるのはなかなか難しいこと。社会の中で生きているからこその外的ストレスなので、ある意味、人生には必ずついてくるものかもしれません。ヴィーガンの私にもそういったストレスはあります。ですが、自分自身で作り出すストレスは感じなくなりました。自分の内的なストレスが生まれないのは、ヴィーガンの効果に違いないと実感しています。

風邪を事前にキャッチできるようになった

ヴィーガンになってから、感性が研ぎ澄まされたのかな、と感じることも多いです。音、匂いなどにすごく敏感になったし、自分の体調がどんな状態であるかというのも、瞬時に感じられるようになりました。身体と対話するヨガもやったりするので、その相互作用もあるかもしれませんが、微妙な身体の変化が分かるようになったんです。例えば「少しだるいから風邪かな？」という初期症状が、その2、3歩手前ぐらいで分かるんです。小さな異変に気付いた段階で、ビタミン点滴をしてもらいに行こう、うがいをしっかりしてビタミンCを摂ろう、漢方を飲もう…と対処できるようになりました。

もちろん風邪を全くひかないわけではありませんが、症状が本当に軽いので、寝込んだり、仕事ができなくなったりということがなくなりました。これはものすごく感覚的なことなのですが、何か危ない菌というのが、体感として分かる気がするんですよ。「ああ、あるな」というふうに。これはヴィーガンになったからなのかは、正直断定できませんが、ヴィーガンになったことで五感が研ぎ澄まされたからなのでは、と私は思っています。

さらに言えば、何か悪い菌に触れたと感じると、その一瞬だけ体調が悪くなります。でも、元々人間にはそういう能力があったはず。何千年も前、古代の人々はそうやって危険を察知して生き延びてきたのではないかと思うのです。

そう考えると…ヴィーガンになってから、私は人間本来の身体に戻った、ということなのでしょうか。体調の好調、不調はあるにせよ、最悪の状態にならなくなったのは、この仕事をしている上では何よりもありがたいことです。

食べる＝エネルギーを使うこと

　動物由来のものを口にしなくなったことで、無意味なだるさから解放されたとお話ししましたが、それは身体に負担がかかるものを食べていないということも関係していると思うのです。食べ物の中でもお肉は、消化するのに最も時間とエネルギーを使うと言われています。食べ物って、栄養補給すると同時に、消化するためのエネルギーが要るんです。つまり食べることによって、疲れを生じさせる場合もあるのです。

　よく「疲れたから今日は焼肉でも食べよう！」と言いますよね。焼肉を消化できる程度の、余力のある疲れであればいいけれど、それ以上にものすごく体力を消耗していたとしたら、焼肉を食べることによって、さらに疲れてしまうこともある。その点、ヴィーガンは、お肉よりも消化にエネルギーを使わなくて済む、例えばお豆腐などの植物性のものでタンパク質や栄養を摂取することもできるので、食べることで疲れるという現象を減らすことができるんです。おかげで仕事やお芝居に集中できるのは、とてもいいなと思います。

お肉なしでもパワーは得られる

「お肉を一切食べないで、パワーは出るの？」とよく聞かれるのですが、それは多くの人が「お肉を食べることによってエネルギーを補給している」と誤解しているから。お肉＝エネルギーではなく、お肉に含まれている栄養素がちゃんと吸収されることによってエネルギーに変わり、身体の役に立つのです。ということは、お肉と同じようにエネルギーを補給できるものを摂ればいいわけですよね。

　お肉がおいしい、だから食べたい、という〝欲求〟はもちろん理解できます。私はあくまで「消化に負担がかかるものより、かからないものを摂った方がいい」。そういう考え方です。

　私は元々、牛肉が得意ではなかったこともあります。幼い頃から、焼肉を食べた後や翌朝まで続く〝自分がなんだか獣臭い〟と感じることがあまり好きではなくて。今にして思うと、元来ヴィーガンの食生活嗜好だったのかもしれません。

　ちなみに、お肉の代わりになるタンパク源として、私は大豆製品、お豆腐や、豆乳、納豆や油揚げなどを用います。また舞台の本番中は、栄養のバランスが少しでも崩れると身体に影響が出るので、補助食品としてプロテインを摂ったりもしますね。

ソニンおすすめプロテイン

　海外でも日本でも、菜食を実践する人口が急速に増加している現在、ヴィーガンに対応した植物性のプロテイン（正式には、プロテイン＝タンパク質を主成分とするサプリメント）が、種類も品数も豊富に市販されています。私がヴィーガンになったばかりの頃は、「ＳＡＶＡＳ ザバス」の豆乳プロテインくらいしか見かけなかったことが信じられないくらいです。

　ヴィーガンに関する情報は、海外のサイトをチェックして得るのですが、日本でも、美容系のプロテインを出しているメーカーが、植物性のプロテインも販売していることが多いんですよ。

　私が愛飲しているのは「Ｈｕｅｌ」という海外ブランドのもの。「Ｈｕｍａｎ（人間）＋Ｆｕｅｌ（燃料）」という意味が込められた完全栄養食で、26種類の必須ビタミン、タンパク質などを、一つの製品でバランスよく摂取することができます。もちろんこれもヴィーガンプロテイン。これまでいろいろなプロテインを試した結果、ヴィーガンプロテインの中ではリーズナブルで信頼できる「Ｈｕｅｌ」にたどり着きました。ベースとなるパウダーに、アップルシナモン、バナナにベリーなど10種類あるフレーバーブーストをミックスしても楽しいですし、フレーバーと甘味料はどちらも天然のものが用いられているので安心です。私は基本、そのままプレーンで飲んで、たまにフレーバーを入れたり、１００％天然甘味料のアガベシロップやオリゴ糖を加えたり、自家製スムージーに入れたり、自分で調節して摂っています。

ヘンプシードを使ったお菓子もオススメ

日本でもプロテインフードが増えていて、ヴィーガンのものも種類は増えてきています。

　プロテインを飲むことに抵抗がある人もいるのでは？　今はヴィーガンプロテインのお菓子も、いっぱい売られています。また、スーパーフードと呼ばれている「ヘンプシード（麻の実）」もオススメ。古くから世界中で雑穀類の一つとして食されていたものですが、現代人の栄養不足が問題視される中、タンパク質をはじめ、身体に必要な栄養素がバランス良く含まれているため、今欧米で注目を集めています。タンパク質が豊富なヘンプシードを使ったおいしいお菓子が最近いろいろ開発されていて、ネットで検索するとレシピもたくさん出てきます。ちなみにヘンプシードは料理に振りかけて、そのまま食べることも可能ですよ。

HEMP SEED
（麻）（種）

タンパク質やオメガ3脂肪酸などが豊富。柔らかい種なのでそのままでも食べられる。味や香りに癖もなく、和洋中さまざまな料理に万能。フルーツに振りかけて食べるのもオススメ。

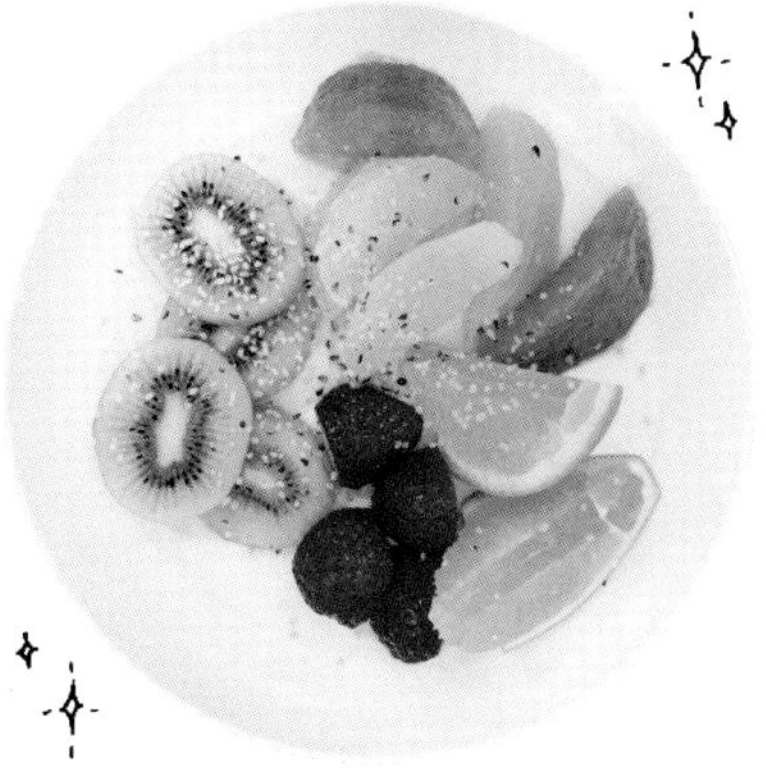

COLUMN

3

VEGAN at

Convenience Store

［ コンビニで買えるヴィーガン商品 ］

コンビニにもヴィーガンはたくさん！
その中でもソニンがお気に入りの
商品を厳選して紹介！

№／01

スイカジュース

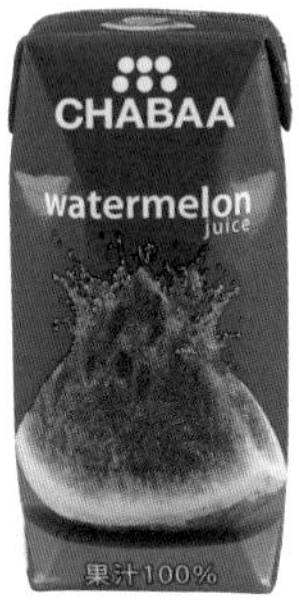

CHABAA
ウォーターメロンジュース
(HARUNA)／149円

スイカが大好きなので、スイカが手に入らない時に飲みます！　スイカと同じく水分と糖分が摂れるので、朝の最初に胃に入れるものとしても、夏はよく飲んでいます。

№／02

ナッツ類

Ⓐ **クランベリー&ナッツ**／195円
Ⓑ **素焼き４種のミックスナッツ**／225円
Ⓒ **ナッツ&フルーツ**／195円
Ⓓ **焦がしキャラメルアーモンド**／225円
Ⓔ **黒糖きなこアーモンド**／225円
(全てローソン)

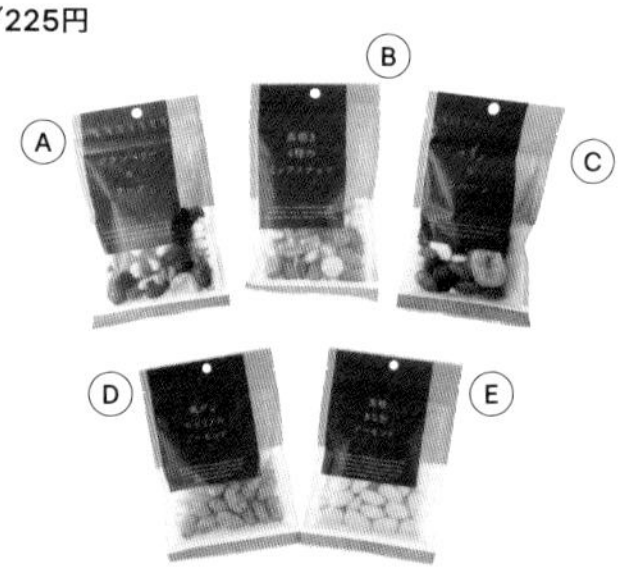

普段は味の付いていないナッツを食べますが、たまに甘いものが欲しくなった時に罪悪感なく食べられるので好きです♡　コンビニの商品なので、地方に行った時も、空腹の時は助けてくれます。

№／03

137ディグリーズ

Ⓐ **アーモンドミルクオリジナル** ／173円
Ⓑ **アーモンドミルク(甘味不使用)**／173円
Ⓒ **ウォールナッツミルク オリジナル**／198円
Ⓓ **ウォールナッツ抹茶ラテ**／198円
Ⓔ **ピスタチオミルク オリジナル**／198円
Ⓕ **ベルギーチョコピスタチオミルク**／198円 (全てHARUNA)

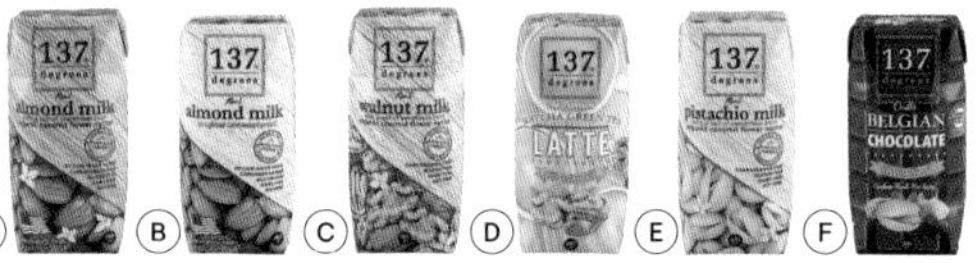

このシリーズは、ピスタチオやウォールナッツなどの普段手に入らない植物性ミルクで、オシャレな味の商品展開があるので、ご褒美感覚で買っています！　珍しいミルクにしては高過ぎないのも◎。

№／04

おしゃぶり昆布

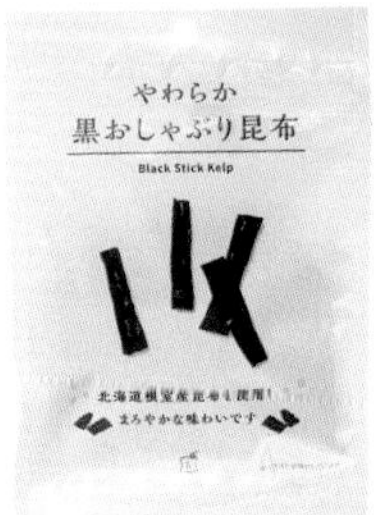

やわらか
黒おしゃぶり昆布
(ローソン)／132 円

本当においしくて、これを買うためにローソンに行くくらい大好きです。どうしてもお菓子を食べたい時のためにストックしていて、ダイエットにも最適なんです！

№／05

バナナのお菓子

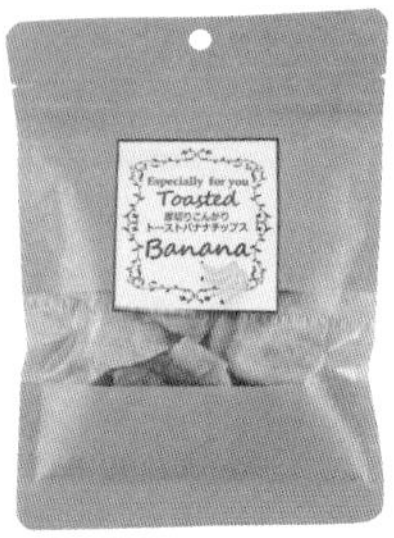

シンコー食産
トーストバナナ
(シンコー食品)／173円

バナナチップスは“あの味”という印象があったのですが、全く違い衝撃的でした！　ココナッツオイルを使っていて、バナナのうま味と食感が病みつきになります。

Chapter.4

『ヴィーガンの始め方をQ&A形式でご紹介します』

日本にもヴィーガンのレストランが増えてきた

ヴィーガンに関する情報は、自分でもよくリサーチしますし、友達と情報交換もしています。すごく詳しい友達がいて、「カジュアルなレストランで、これくらいの予算で」と言うと「それならここがいいよ！」と教えてくれたり、「新しいヴィーガンのレストランがオープンするから行ってみない？」と誘われたり。

情報交換をする中で感じるのは、日本でもヴィーガン対応のレストランが徐々に増えてきたということ。Ｕｂｅｒ Ｅａｔｓの検索項目には〝ヴィーガン〟がありますし、最近では、サラダ屋さんでも「ヴィーガン・ヴィーガン」、「スーパーヴィーガン」というメニューがあったり。ヴィーガンのマークを掲げたデリやレストランを見かけると、時代は確実に変わってきているなと感じます。

そこで「ヴィーガンに興味があるからやってみたい」という方に、ぜひトライしてみてほしいので、Q&A形式で「ヴィーガンの始め方」をご紹介しましょう。

Q. コンビニで売られていて、よく購入するヴィーガン商品を教えてください。

舞台の稽古や本番の時は、よくバナナを買いますね。あとはナッツ類。豆腐そうめんもコンビニではよく売られていますよね。ただ、麺つゆ味には出汁が入っているから、ゴマだれ味を選びます。アイスクリームは乳製品が含まれているものがほとんどなので、冷凍マンゴーが便利です。アイスの代わりになるし、お砂糖が使われていなくても自然の甘味でおいしいので。大学いもやわらび餅もおやつによく買います。大学いもは、ブランドによってはかかっているはちみつ――花のみつは植物由来のものですが、採取する際に蜂を犠牲にすることもあるため、はちみつは食べないというヴィーガンの方も多いです。基本的にヴィーガンははちみつを食さないとされていますが、分かれるところでもあります。このことは、ニューヨークのカフェで、養蜂場を営むお家で育ったバリスタと議論した思い出があって。「犠牲にしていないから大丈夫だよ！」と彼は私に言ってくれました。動物そのものではないはちみつについては、私はなるべく摂らないようにはしていますが、その議論以降、仕事柄、口にするのど飴などに入っている場合は、よしとしています。ですが、家にはちみつは置いていません。代わりとしてメープルシロップやアガベシロップ、てんさい糖シロップを使用していますね。

Q. 牛乳の代わりになる飲み物のオススメは？

アーモンドミルク、豆乳、オーツミルクです。ナチュラルローソンは動物性ではないミルクがたくさん置いてあるのが素晴らしいです。最近の私のお気に入りはＨＡＲＵＮＡ １３７ディグリーズのシリーズ。ナチュラルローソンでこれを見つけたら絶対に買います。ベルギーチョコ味のピスタチオミルクがおいしくて大好きです。アーモンドミルクは、個人的には筑波乳業の黒糖入りがオススメです。

Q. お菓子は何がオススメですか？

トーストバナナチップス。とても大好きです！ これもナチュラルローソンで購入できます。

Q. 肉・魚・卵の代わりに何を食べればいいのか分かりません。

タンパク質をどう摂るかですよね。大豆ミートは世の中にあふれていて、自然食品系のスーパー、最近は普通のスーパーでも置いていたりします。私も餃子や肉団子、唐揚げなどは買ったりしますね。普段よく料理に使うのは油揚げです。結構お肉に見立てられるし、脂分もあっておいしいし、食感もお肉に似ていますよ。油揚げならどこでも買えますよね。しかもいろんな種類があるんですよ。ペッタンコなものから、ふわふわしたもの、肉厚なものまでいっぱいあるので、お肉の代わりにいろいろ試してみてはいかがでしょう。

基本、私は大豆ミートのいわゆる「もどき」の味を毎日食べるというほどには日常的に欲していないんです。ヴィーガンのレストランに行くと唐揚げなどは食べたりしますが、家では、大豆ミートなどを毎日調理して必ず食べるということはしていません。例えば歯ごたえが欲しければ、きのこ類で代用できますし、カリフラワーやブロッコリーなども噛み応えがありますよね。その辺りは、自分の嗜好に合わせていろいろ試してみてはいかがでしょうか？

Q. 家族と暮らしているので、ヴィーガン生活を送りたくても、実践するのが難しいと思うのですが。

私の母はベジタリアンで、私はヴィーガンです。そして、そのどちらでもない家族との食事をどう作ればいいのか。シンプルに考えて…ベースだけ野菜出汁や昆布出汁にすればいいのです。母はよく筑前煮を作ってくれるんですね。筑前煮には鶏肉が入っていますが、それは外して、その他のレンコンやニンジン、コンニャクやタケノコ、お揚げを入れて、ベースは野菜出汁や昆布出汁で作る。母は、そこに鶏肉を入れるバージョンと、入れないベジタリアン用とに分けて調理する。つまり、オプションとしてお肉を入れて、父親にはそれを出して、お肉なしバージョンは母が食べて…という方法でやっています。実家に行くとそれをタッパーに入れて「作ったけど、いる？」と持たせてくれますね。家族で集まるお正月も、まず私と母が食べることができるように、ベジタリアンのベースを作って、そこにお肉を入れていくというやり方です。

２０１９年の年末は、私が家族の分まで年越しそばと天ぷらを作りました。かき揚げ、サツマイモ、カボチャを揚げたのですが、卵が入っていない天ぷら粉を用意して、「お肉や魚を天ぷらにしてほしい」というリクエストはなかったので、野菜を中心に揚げてテーブルにパーッと並べました。おそばのおつゆは、母と私も食べられる昆布出汁にしました。

元旦の朝はチヂミとトックスープを食べるのが我が家の恒例です。チヂミは卵を入れないで作って中身はネギやニンジンにしたり、トックにはタマネギを入れて、溶き卵代わりに湯葉を使ったりしました。ひと手間はかかりますが、別のものを食べるのではなく、一緒にテーブルを囲んで、基本同じものを食べるというのがやはり楽しいし、やってみると案外、面倒ではないですよ。

Q. ソニンさんはお料理が元々得意だったのですか？

母親が得意なので、お菓子作りは子どもの頃よく一緒にしていて、好きだったんですよ。料理は上京してから覚えました。基本的に作ることが好きなので、外食よりも自炊することの方が多いです。

Q. ヴィーガンでも楽しめるソニンさんの旅行体験記を教えてください。

ヴィーガンは食事制限があるから、旅も楽しめないのでは？　と思うかもしれませんが、意外にそうではないのです。むしろヴィーガンだからこそ、旅で出会う食の楽しさがたくさんあります。

ヴィーガンの聖地 台湾

女性に人気の台湾は、実はヴィーガンの人にとっても超オススメの観光スポットなのです。台湾料理は野菜中心、味も優しいですよね。以前からベジタリアンのお店が多いと聞いていたので、ヴィーガンメニューもあるはずだと思って、ずっと行きたかった場所。念願かなって２０１９年の夏、ベジタリアンの母と台北に行ってきました。

元々「医食同源」の考え方が定着している上に、仏教をはじめ宗教上の理由からお肉を食べられない人が多い台湾では、「素食（スーシー＝台湾の菜食主義料理）」のジャンルが確立しており、なんと人口の１割はベジタリアンだとか。

まず訪れたのは、ヴィーガンのケーキ屋さんです。台湾の銘菓・パイナップルケーキのヴィーガンバージョンが置いてあるんですよ。旅先ではそういうのを見つけるのが楽しいですよね。ここのケーキは本当においしかった！

次に訪れたのは豆乳屋さん。シェントウジャン（豆乳スープ）が朝ごはんの定番でもある台湾は豆乳の国。自家製豆乳を用いたソフトクリームやデザートがあり、そこで食べたソフトクリームは、まさに搾りたての豆乳の味でした。

台湾では市場も訪れました。中にはベジタリアン向けのショップもあって、乾燥きくらげなどのお土産を買いました。日本で買うより断然安いのです。それから薬膳茶と薬膳鍋用のスパイスセットをゲット。ゴマもいろいろな種類が並んでいて、さらにはヴィーガンのインスタントラーメンや、日本で人気の台湾まぜそばのヴィーガン版が、普通に売られていてビックリしました。

ヴィーガンの楽園のような ビュッフェ

台湾の旅で最も感動したのは、「御蓮齋　リーガルロータス」というベジタリアン料理のビュッフェ・レストランでした。店内は広くて、メニューも豊富。それぞれのセクションにシェフがいて、チャイニーズはもちろん、洋風のお料理、お寿司などもそろっています。刺身もあるのですが、なんと、刺身に見立てたヴィーガン料理なのです。

ベジタリアン・レストランなので乳製品も扱っているのですが、ヴィーガンメニューも豊富で、見た目も楽しくて大興奮しました。パイ包みのスープを勧められて食べたら、本当に美味。それも全部ヴィーガンで、バターを使っていないのにちゃんとバターのようなコクがあるのです。どのメニューも工夫に富んで、スイーツも充実していて、もっと量が食べられたらなぁと願ったほど。ちなみにこの旅は姉も一緒だったのですが…ベジタリアンではない姉も、こちらのレストランの味と品数に大満足していました。

ヴィーガンの最先端の地 オーストラリア・メルボルン

2019年の1月にはオーストラリアのメルボルンへ〝ヴィーガン一人旅〟を敢行しました。2017年に「今、一番ヴィーガンがアツいのはどこ？」と情報通の知り合いに尋ねたところ、「ドイツのベルリンか、メルボルンだね」という答えが。それ以来ずっとどちらかに行きたかったけど、ヨーロッパは冬に行くには寒いので、南半球の夏のメルボルンに行くことに決めました。ちょうど『1789 - バスティーユの恋人たち -』と『マリー・アントワネット』という、ハードなミュージカルを2本やり終えた後だったので、暖かい所で身体を休めたいという思いもありました。

〝ヴィーガンの最先端の街〟ということで、期待して行ったメルボルンでしたが、想像していたほどヴィーガン専門店が多くなくて、ガッカリしていたら…どの店に行っても絶対にベジタリアンのメニューがあって、すでに普通のメニューと一体化していたのです！　メニューに「ポーク／ビーフ／チキン」と並んで「ベジタリアン」が必ず選択肢としてある。そういう意味での最先端だったのかと理解しました。

フィッシュ＆チップスは 本物の魚の味!?

メルボルンでは、イギリス文化の名残があるオーストラリアならではの、「フィッシュ＆チップス」のヴィーガンバージョンがあると聞いて、絶対に食べに行きたいと思い、宿泊先から少し遠かったのですが、一人で出掛けました。このフィッシュ＆チップスは、まさに衝撃で！　見た目からして本当に魚なんです。味も同じく、一体何でできているの？　と。おそらく豆か豆腐系だと思いつつ、分からないから何回も噛み締めてはじっくり眺めてみるけれど、よく分からない。だけどまさしく魚の味がするのです。おそらく海苔が入っているのでは、と思いました。ヴィーガンでシーフード系の料理を再現する時に、よく入れるのが海苔。海苔を入れると磯の香りがするので、シーフードっぽくなるんですね。

後で調べたところ、どうやら主な材料はバナナの花のよう。海藻とサムファイアという野草をあえると、バナナの花が魚風味になるらしいです。クリエイティブですよね。メルボルンで行ったヴィーガン専門店の中で他に印象深いのは、ヴィーガンアイスクリーム屋さんとカップケーキ屋さん。とてもおいしかった。

以前、TV番組で、ヴィーガンに見えないヴィーガン料理を紹介してほしいと言われ、この旅の写真を出したら「これ、全部ヴィーガン料理?」と驚かれました。

ベジタリアンとかヴィーガンだと言うと、いつも質素な生活をしていて、葉物ばかり食べているイメージがあるでしょう。全然そうではなくて、豊かな食生活が息づいています。私が訪れた台湾、メルボルンもそうですし、住んでいたニューヨークでもレストランで「ベジタリアンなの」というと、ウエーターが「OK、じゃあメニューのこのセクションから選んでね」と教えてくれます。それは、ヴィーガンだけでなく、宗教的理由や食事制限など、人それぞれの食習慣があり、自分の主義主張に合わせて食べ物を選ぶことが当たり前の街だからなのでしょう。

MELBOURNE

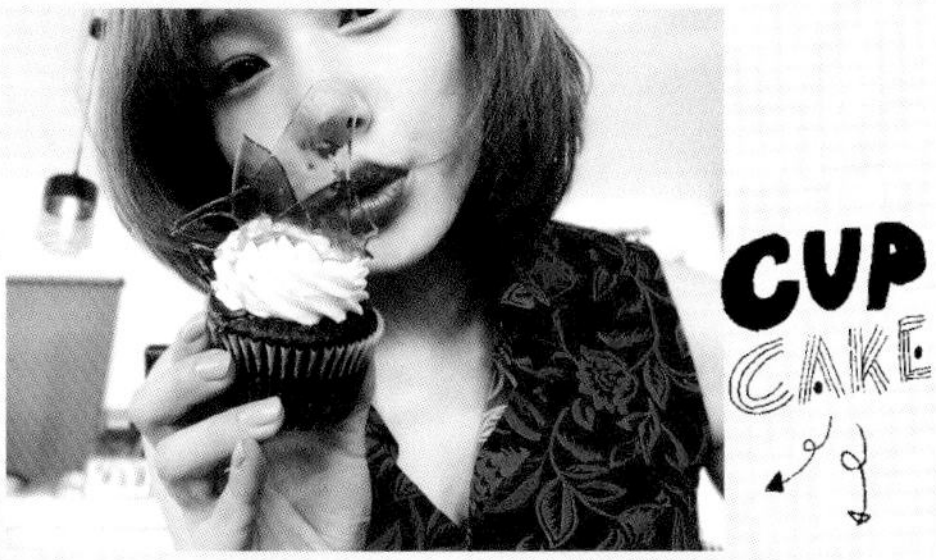
CUP
CAKE

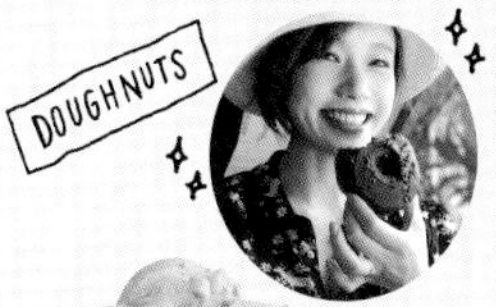
DOUGHNUTS

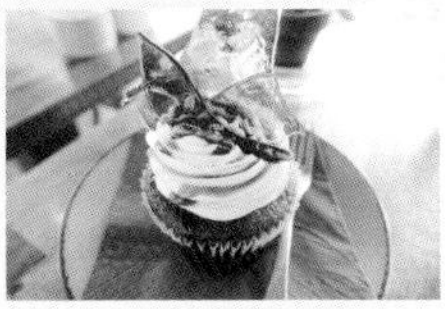

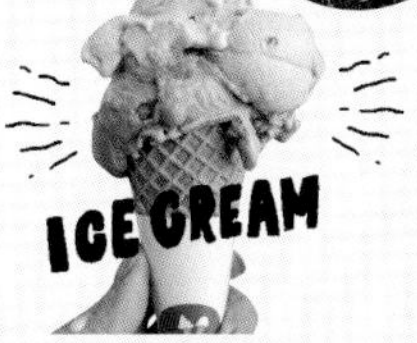
ICE CREAM

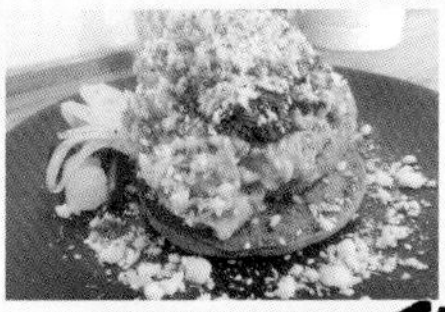

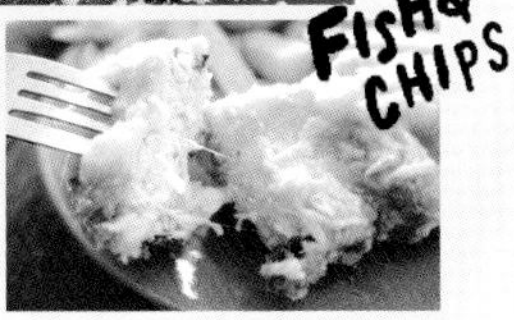
FISH&
CHIPS

もはや日常の一部でしかない浸透具合に、いい意味で肩透かしのメルボルン。どれもこれも当たり前にあるヴィーガンの食べ物たち。コーヒーショップ巡りもしたんですが、右上のアボカドベーグルはカフェのもの。コーヒー屋にも必ずメニューにヴィーガンがありました！

TAIWAN

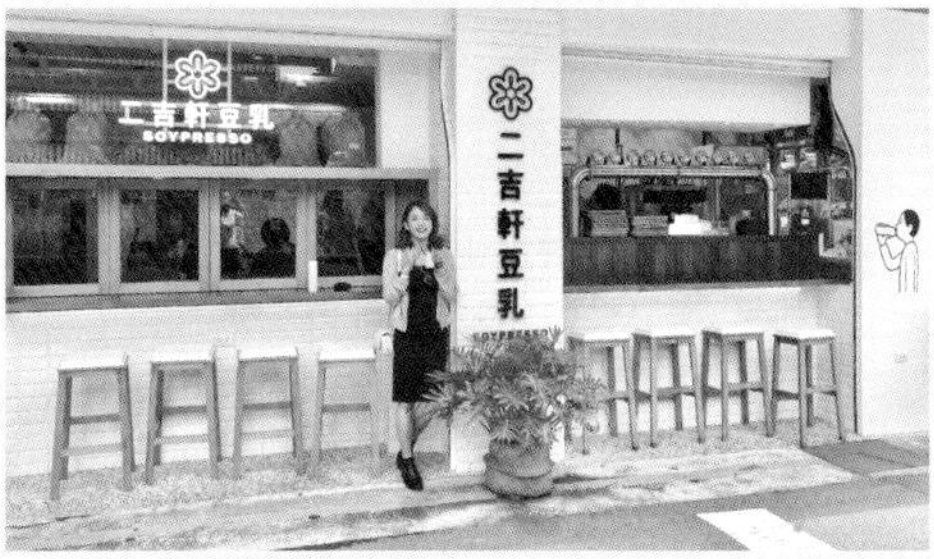

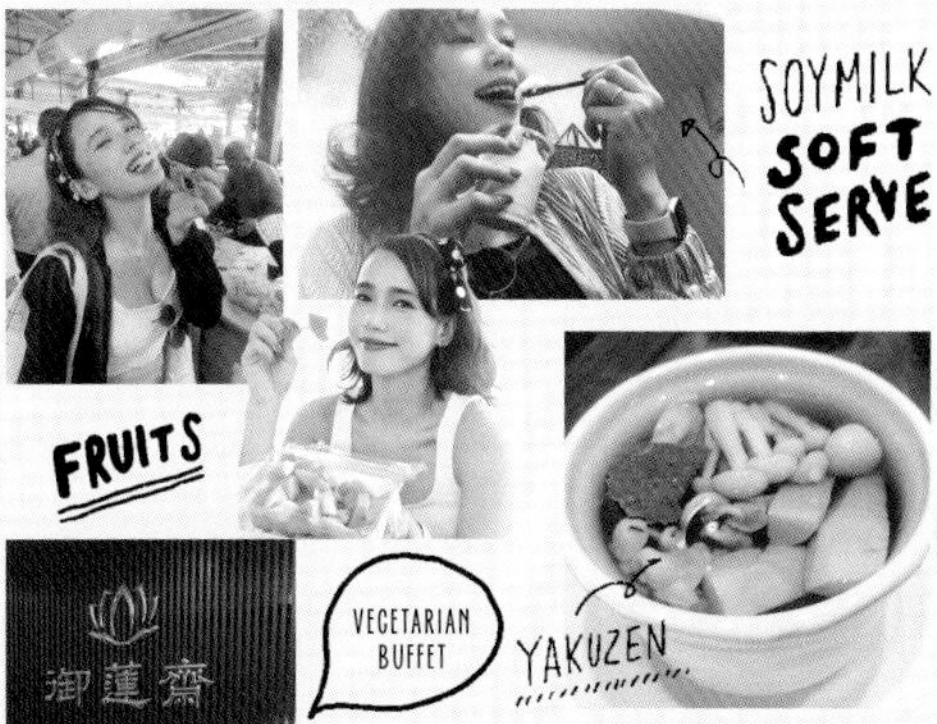
SOYMILK
SOFT
SERVE
FRUITS
YAKUZEN

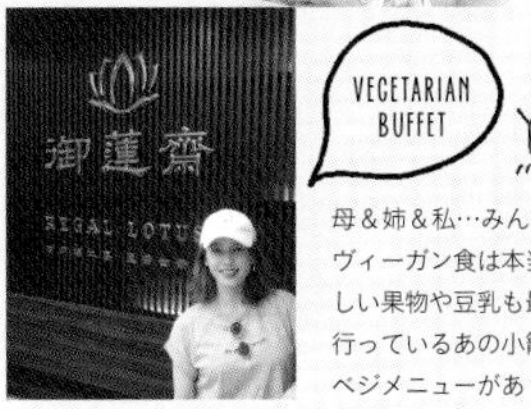

母＆姉＆私…みんな大満足！ もどき料理が多い台湾のヴィーガン食は本当に楽しかった。素材そのものもおいしい果物や豆乳も最高。この薬膳スープは、日本でも流行っているあの小籠包で有名なお店のもの。台湾店にはベジメニューがあります。

COLUMN

4

SONIM'S Recommended Restaurant

[オススメヴィーガンレストラン]

ヴィーガンでも安心して
行けるオススメのレストラン。
ソニンのお気に入りメニューも！

№／01

老舗料亭から誕生した
マクロビレストラン

チャヤマクロビ
ザ ロイヤルパークホテル アイコニック 東京汐留店

SONIM'S COMMENT

コラボメニューも
作ったことがあります。
ここの玄米ご飯が
大好き！

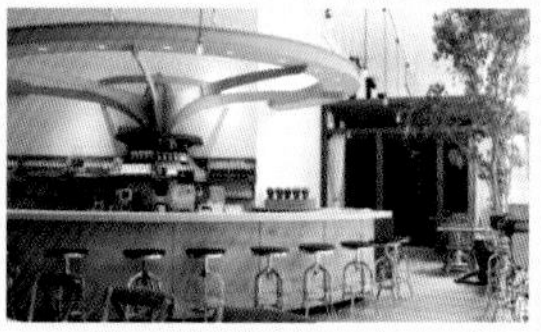

東京都港区東新橋1-6-3
ザ ロイヤルパークホテル
アイコニック 東京汐留 1F
☎ 03-3573-3616
11:00～20:00(19:00 LO)
URL https://www.chayam.co.jp/

マクロビオティックがベースになっているレストランで、ヴィーガンメニューも提供している。今回取材した汐留店のほか、伊勢丹新宿店、日比谷シャンテ店、新潟・万代店、そして2月に新オープンとなったチャヤカフェ（羽田店）を展開。葉山で300年続く老舗料亭「日影茶屋」がルーツで、「おいしくて、体にいい」ことを信条としている。舞台の公演中に食事することが多いというソニンお気に入りのレストラン。

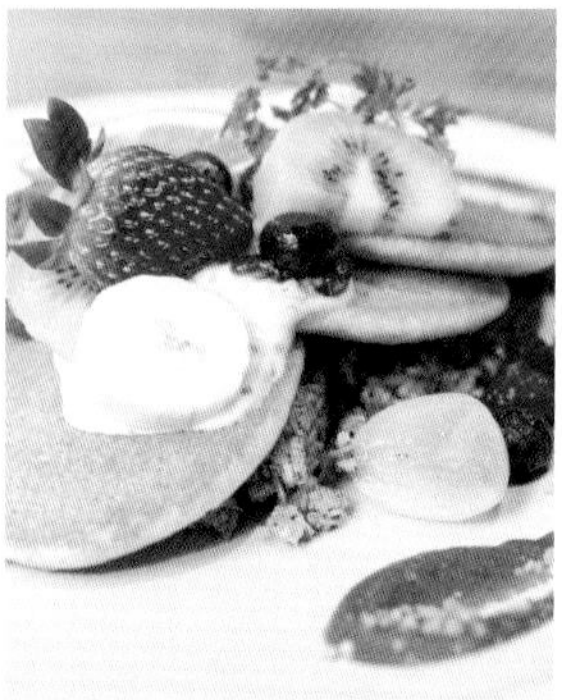

古代小麦アインコーンパンケーキ
～チョコカスタードと
甘酒ストロベリーソース～／1,300円

アインコーンというグルテンが少ない古代小麦を使ったパンケーキ。店舗ごとに内容が変わる人気メニューで、写真ではライスグラノーラと玄米フレーク、フルーツに、ヴィーガンチョコカスタードなど3種類のソースをトッピング。

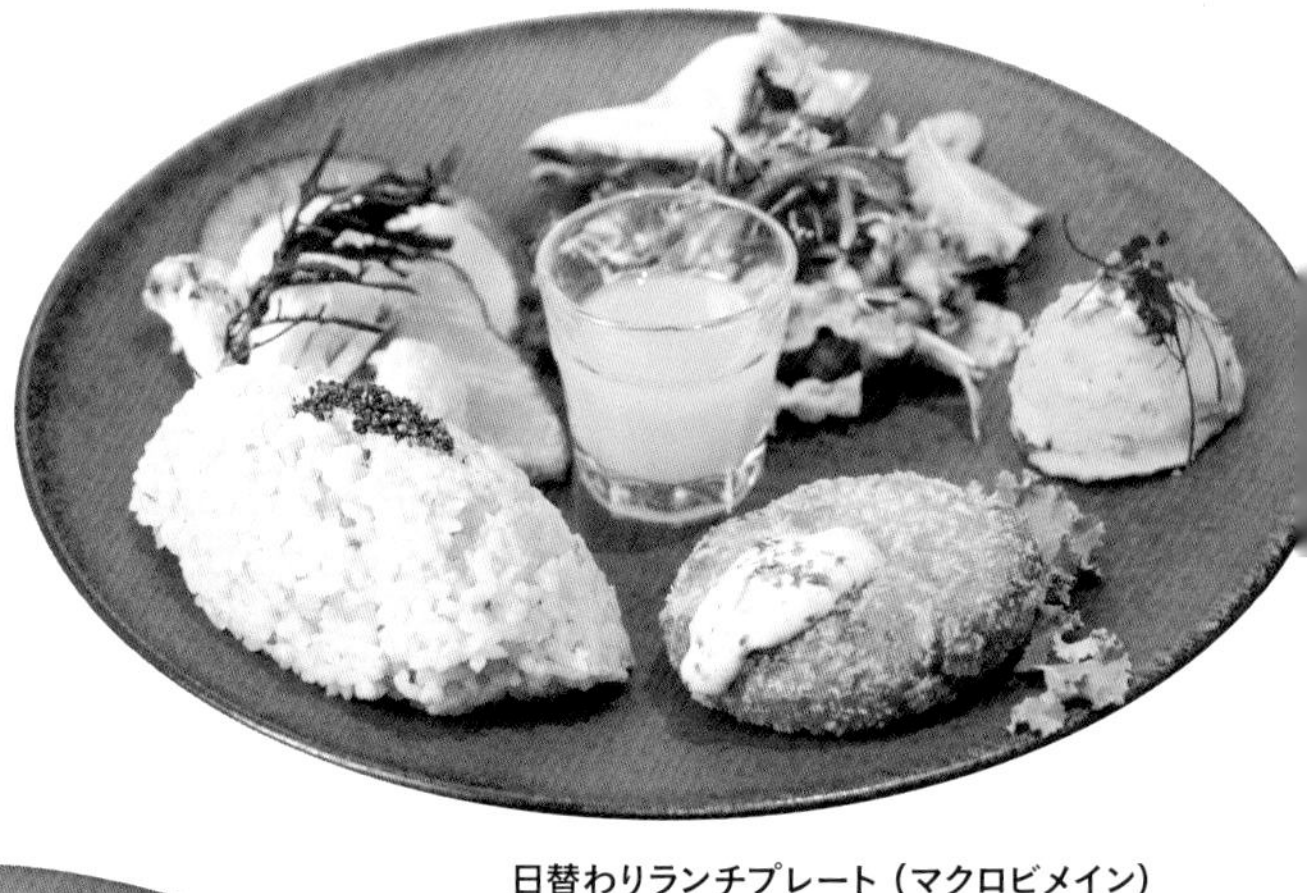

日替わりランチプレート（マクロビメイン）
／ 1,100円 ※平日限定・ドリンク付き

人気No.1のランチプレートは、魚メインとヴィーガン向けのマクロビメインの2種を用意。この日のメインはモチモチして食べやすい野菜と雑穀のコロッケ。ソニンも大好きな有機玄米ご飯は北海道のゆめぴりかを使用。

TACO RICE

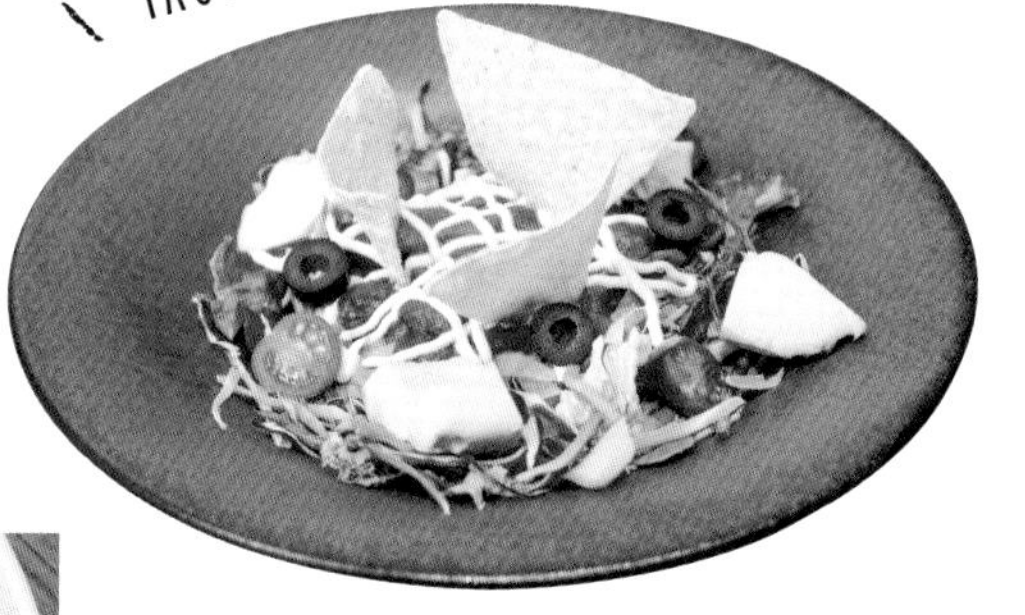

タコライス（テイクアウト）
／972円

日替わりボウルの中でも定番となっているケールとアボカドのヴィーガンタコライス。有機玄米のライスにトマトベースの大豆ミート、トルティーヤ、オリーブ、野菜などをトッピング。テイクアウト限定メニューだ。

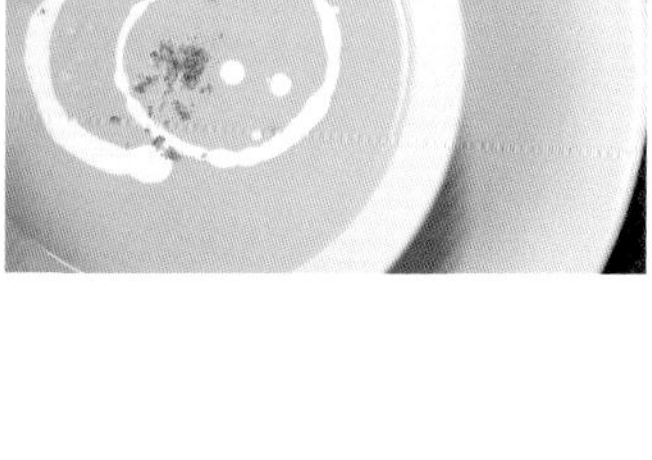

本日のヴィーガンスープ
／料理に＋220円

ランチメニューに220円で付けられる日替わりスープも充実。写真はカボチャとアーモンドミルクのポタージュ。タマネギを入れることでカボチャの甘みが引き立ち、アーモンドミルク特有のとろみがやみつきの一皿に。

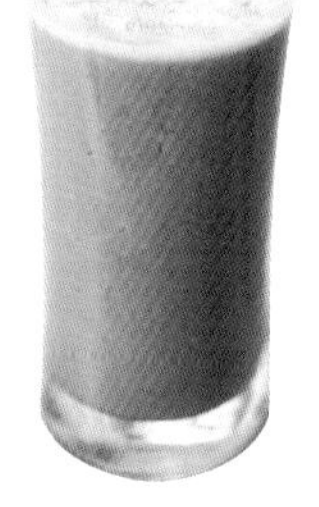

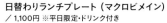

小柳さんのケール
&川根抹茶／990円

野菜の王様とも呼ばれるケールと有機抹茶のスムージー。整腸効果の高いケールに、消化吸収を助ける甘酒のライスドリンクを配合。さらに、りんごジュースが入っているため、体にいいのはもちろん、苦みが抑えられ優しい味に。

SONIM'S COMMENT

ソフトクリームが
すごく好きで、
毎日食べたいくらい。
おいしいしオシャレ

No / 02

かわいくて体にもいい!
都会の隠れ家カフェ

PARLOR 8ablish

[パーラーエイタブリッシュ]

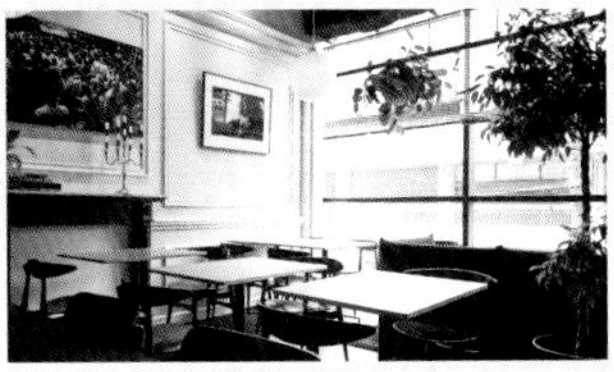

'00年にカフェとしてスタートし、形態や場所を時代に合わせて変えながら、現在はスイーツを中心に軽食やドリンクなどを提供するパーラーとして営業中。アートディレクションの仕事も行うオーナーが想像力と創造力を働かせ作り上げた空間は、オシャレでスタイリッシュ。ヴィーガンではない人を連れて行っても喜ばれること間違いなし。そして長年の経験から紡ぎ出される繊細で確かな味は、ソニンのみならず、多くの人からの支持を得ている。

東京都港区南青山5-10-17 2F
03-6805-0597
LUNCH 11:00 ～ 14:30(14:30 LO) ／ TEA 14:30 ～ 20:00(19:00 LO/drink 19:30 LO) ／
定休日：火曜日
URL https://www.8ablish.com/parlor

BOLOGNESE SPAGHETTI

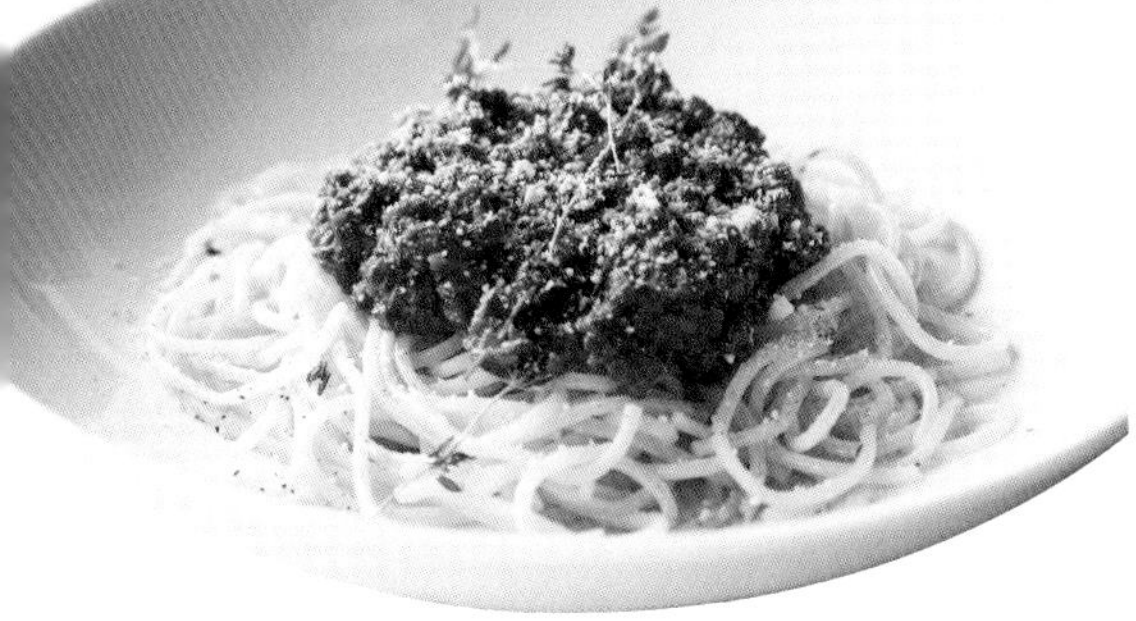

ボロネーゼスパゲティ
／1,540円
じっくりと炒めて甘みを引き出した野菜とソイミートを、数種のハーブやスパイスと一緒に赤ワインで煮込んだボロネーゼは、パーラーエイタブリッシュで一番人気の自慢の一皿。もっちりとした生パスタとの相性も抜群。

シャンピニオン
デュクセルスパゲティ
／1,540円
静岡県の長谷川農産で丁寧に育てられた、農薬・漂白剤一切不使用のブラウンマッシュルームを贅沢に使用した一品。マッシュルームのうま味と香りをギュッと凝縮させた奥深い味わいを、ぜひ堪能してほしい。

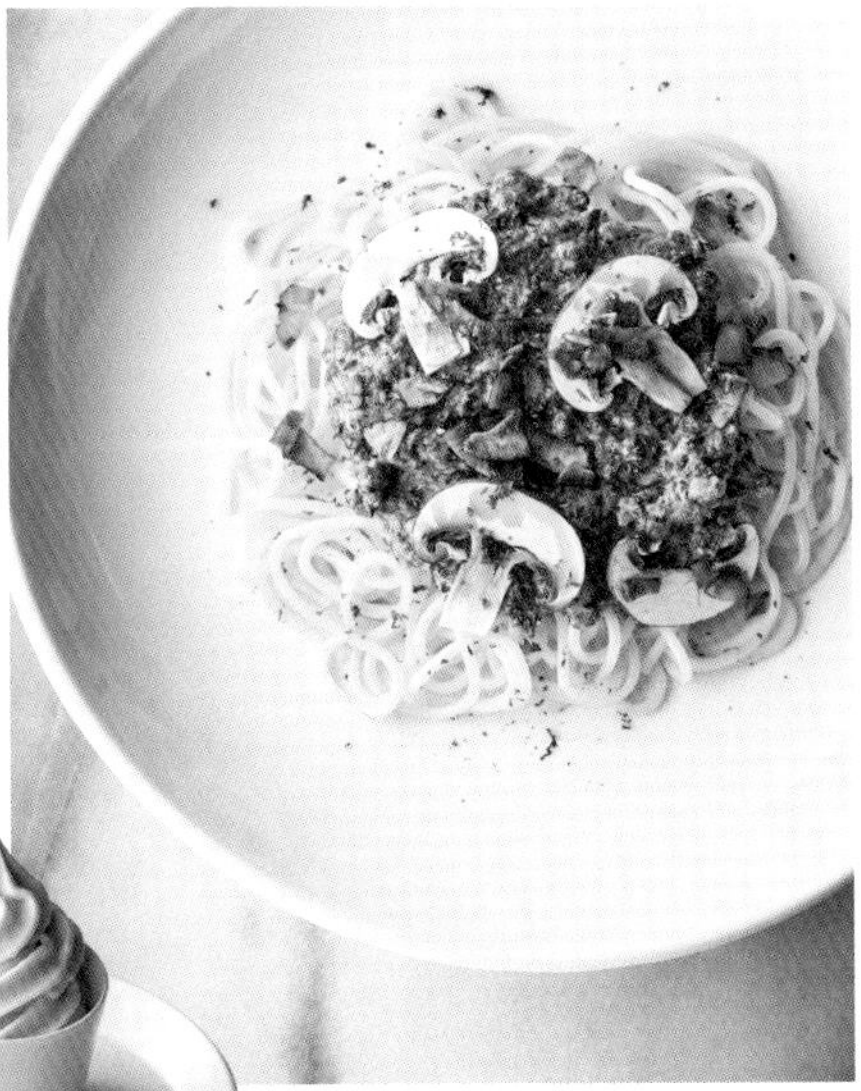

ヴィーガンソフトクリーム
／638円
甘酒と有機豆乳から作るなめらかな口どけのソフトクリーム。食後でも罪悪感なく食べられるさっぱりした甘さは、ソニンのお気に入り。キャラメルソースなど数種類あるトッピングで好きなフレーバーにカスタマイズできるのも◎。

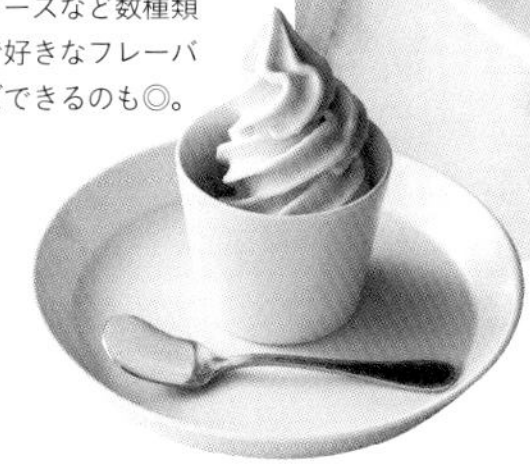

SOFT SERVE

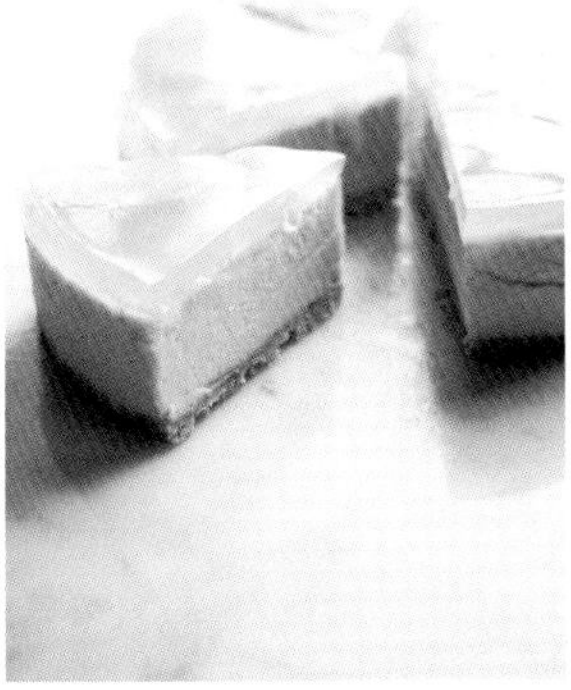

季節のレアチーズケーキ
／770円
自家製ソイヨーグルトのフィリングに、季節によって変わるフルーツゼリーを重ねた、グルテンフリーのレアチーズケーキ。ヴィーガンとは思えない、ソイヨーグルトのチーズのような味わいと爽やかな酸味で、男性ファンも多いとか。

PUDDING A LA MODE

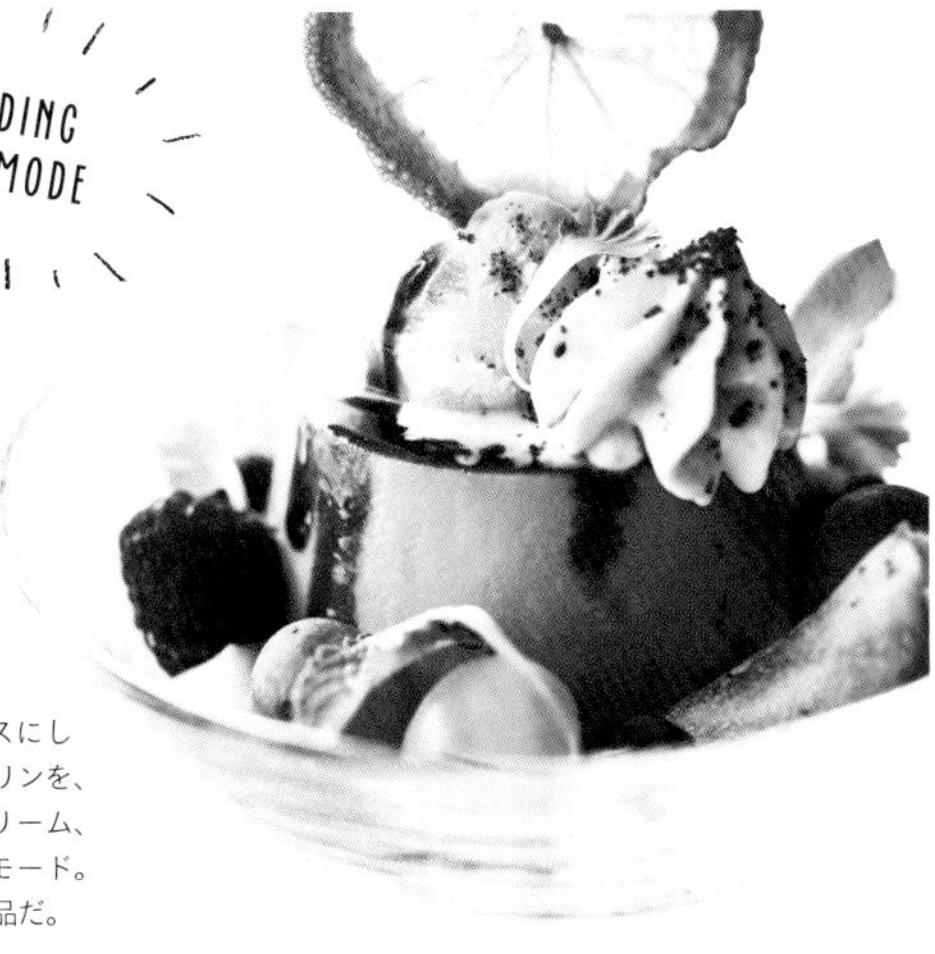

プリンアラモード／1,408円
カボチャとココナッツミルクをベースにした、クリーミーで濃厚なヴィーガンプリンを、アイスクリームとカシューナッツクリーム、季節のフルーツで彩ったプリンアラモード。華やかな見た目で、目でも楽しめる一品だ。

※2021年3月現在。営業時間やメニュー、価格は時期によって変更になることがあります。

ディナーコース 吉祥天／7,200円

5つのコースの中でもデザートが付くことで人気の吉祥天。新鮮なオーガニック野菜を使用した前菜のサラダに、吉祥箱と呼ばれるメインのお重には9種の惣菜を用意。写真左前の野菜寿司は本物と見紛うほど精巧！　赤パプリカの甘みが酢飯にマッチし、見た目も味も◎。日替わりスープ・デザートやドリンクも付く豪華コースだ。

コース内容

季節の野菜サラダ
スープ
吉祥箱 9種の野菜盛り
3種の野菜寿司 日替わり3種
デザート
ドリンク

ZOOM!

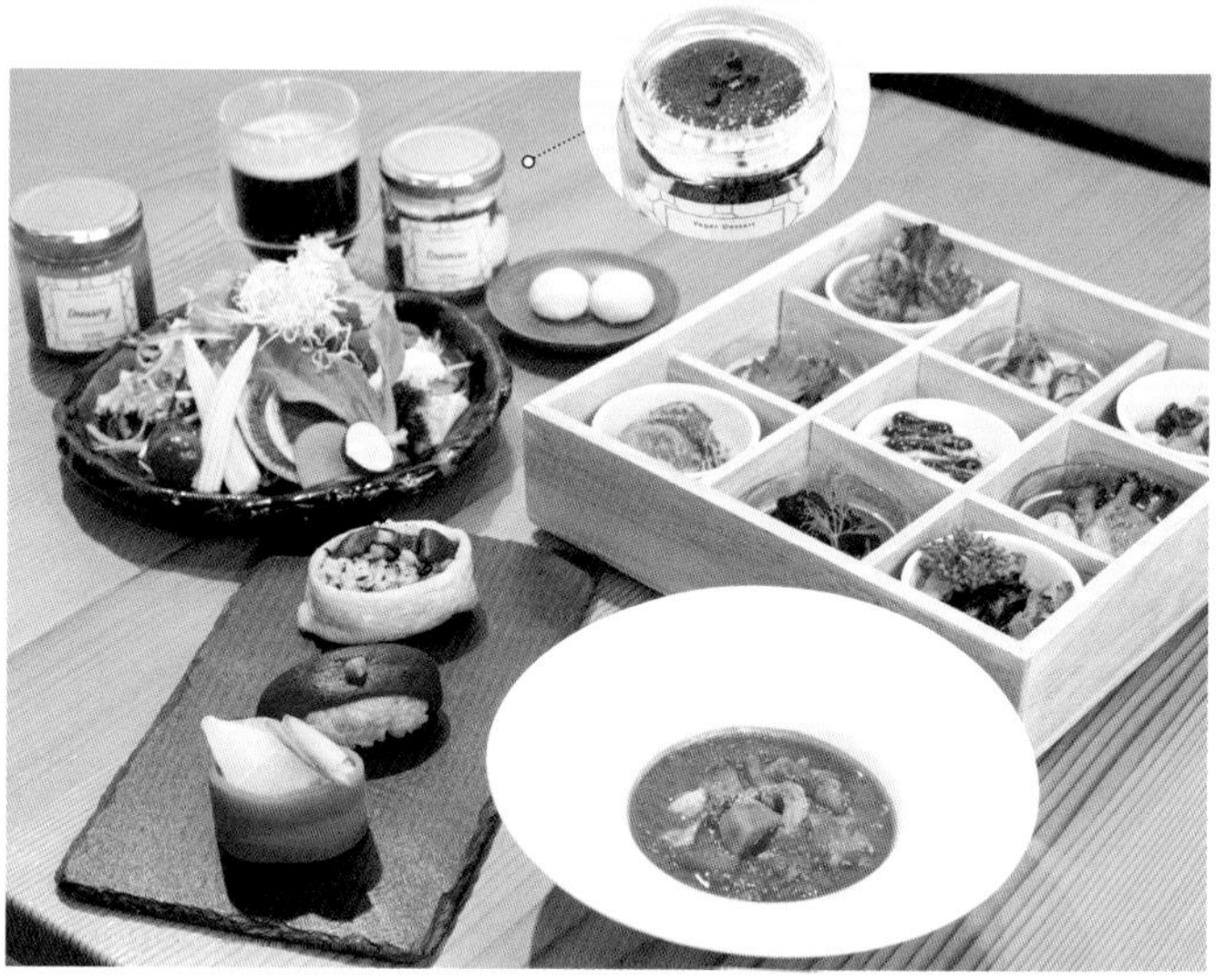

№／03

テイクアウトも充実の
ヴィーガンレストラン

AIN SOPH. GINZA

［ アインソフ銀座 ］

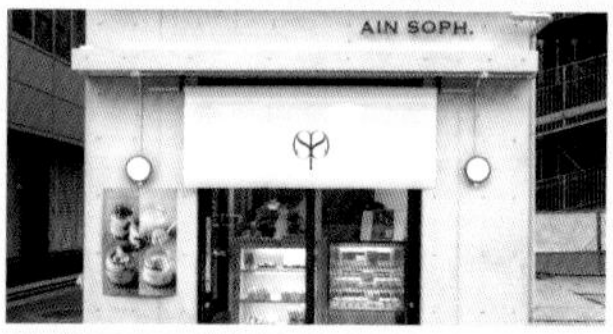

銀座、新宿三丁目、池袋、京都河原町の4店舗を展開するヴィーガンレストラン。「本来の自分に戻る」というコンセプトの下、ヴィーガン料理を提供している。銀座店は1階がパティスリー、2〜4階がレストランとなっており、ソニンも特に愛用しているテイクアウトのデザートが充実。'20年からはテイクアウト弁当のサービスも開始した。夜はディナーコース5種類から選べて、銀座という立地に合わせた、特別感ある食事が楽しめる。

東京都中央区銀座 4-12-1
☎ 03-6228-4241
LUNCH 11:30 〜 15:00(14:30 LO) ／ TEA 14:30 〜 16:00(15:00 LO) ／ DINNER 18:00 〜 20:00(19:00 LO)
URL https://www.ain-soph.jp/ginza

SONIM'S COMMENT

私はプリンをよく
差し入れ用に買います。
スイーツがどれも
絶品！

VEGAN
PANCAKE

クレームブリュレ／920円

こちらのブリュレは新宿店のみで出しているメニュー。店舗によって違うメニューが楽しめるのもアインソフのこだわり。豆乳ベースのブリュレに、注文を受けてから付ける表面の焦げ目が香ばしくておいしい。

新宿店
限定

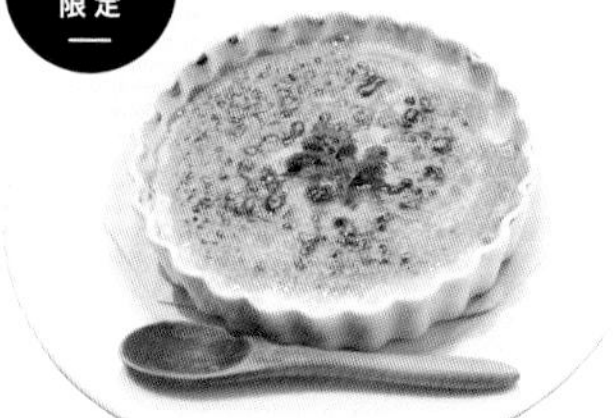

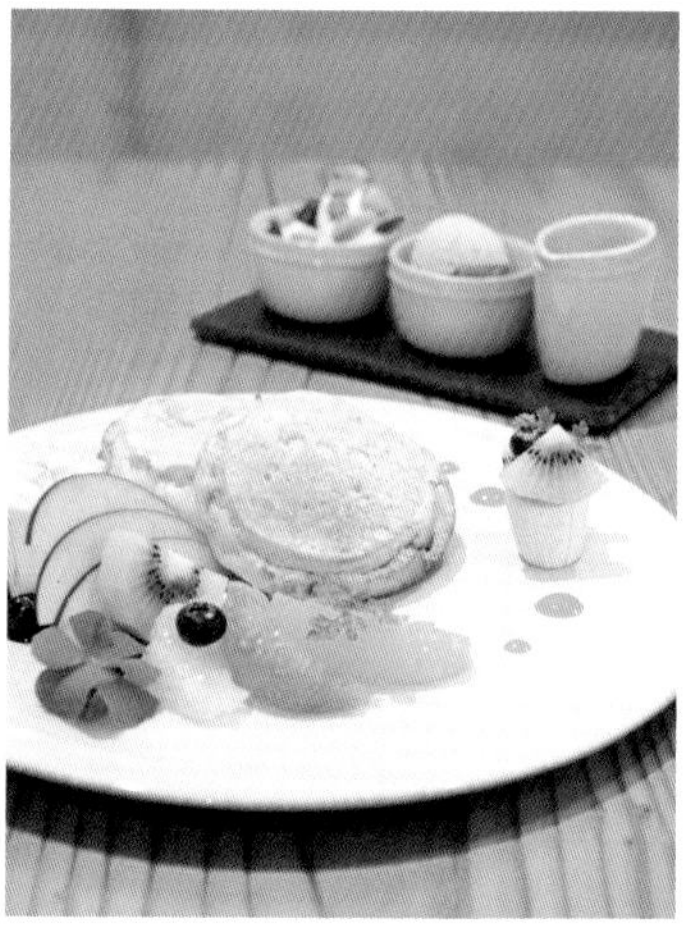

**天上のヴィーガン
パンケーキ**／2,050円

「アインソフといえばパンケーキ」と言われるほどの人気メニュー。店や季節によりトッピングなどが変わるが、銀座店はホイップクリームとアイスが2種類別添えとなっているのが特徴。芸術的な見栄えも楽しめる一皿だ。

ソニンの定番お土産！

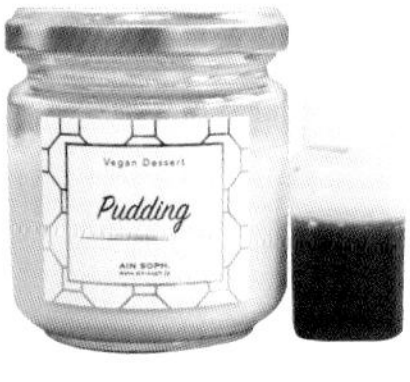

ヴィーガンプリン（テイクアウト）／740円

卵を使わず、有機大豆の豆乳とくず粉にバニラビーンズをたっぷり入れた濃厚な口どけのプリンは、累計3万個を売り上げる大人気商品。通販でも購入可能で、瓶入りのパッケージもオシャレでかわいい。付属のカラメルソースは昔ながらの少し固めのプリンにピッタリだ。

№／04

SONIM'S COMMENT

全部レベルが高くておいしい。特に野菜がいっぱい食べたい時に行きますね

心も体も美しくなる!?
メニューが豊富

Cosme Kitchen Adaptation

［ コスメキッチン アダプテーション
アトレ恵比寿店 ］

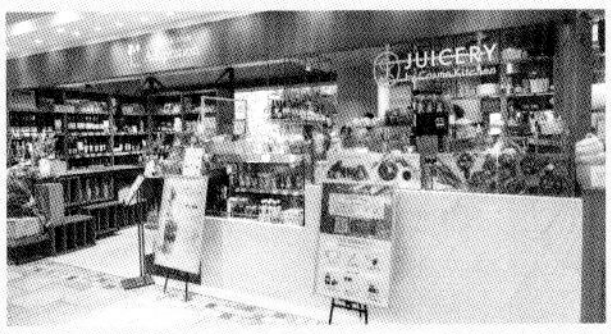

ナチュラル＆オーガニックなアイテムを販売するコスメキッチンから生まれたカフェレストラン。「ヴィーガンじゃないメニューもあるから、誰とでも行きやすい」とソニンが語るように、「おいしく食べて、心も体も美しくなる」をコンセプトに、食事に気を付けている健康志向の人に向けて運営している。アトレ恵比寿店のほか、表参道ヒルズ店、阪神梅田本店の3店舗を展開中。スーパーフードや新鮮な珍しい野菜など、奇麗になれそうなメニューが充実。

東京都渋谷区恵比寿南 1-6-1
アトレ恵比寿 西館 2F
☎ 03-5475-8576
10:00 ～ 23:00（22:30 LO）
URL http://ck-adaptation.com/

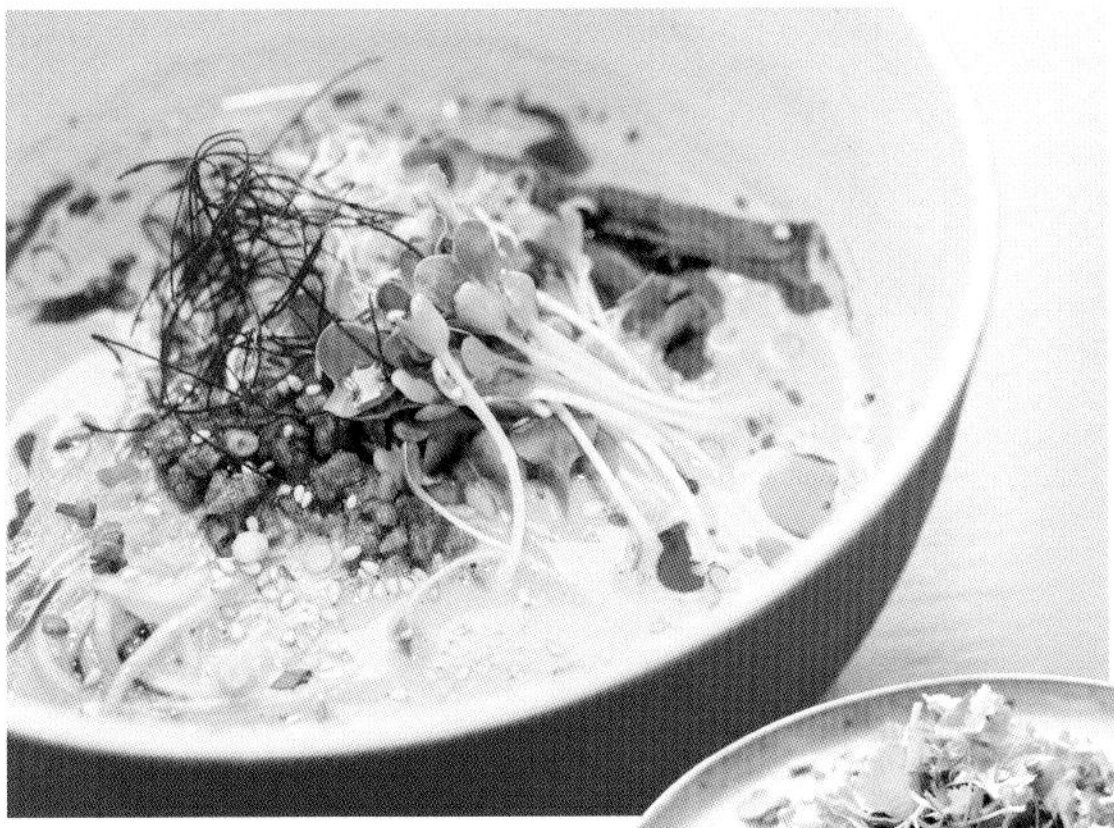

有機豆乳と甘酒の旨辛担々麺
／1,738円

新潟産の玄米から作られた麺を使用。サトイモが練り込まれている、コシのあるもっちりとした麺が魅力的。有機豆乳と甘酒で仕上げたクリーミーな特製担々スープにピッタリ！ トッピングは大豆ミートを使った肉みそ、ネギ、チンゲン菜など。

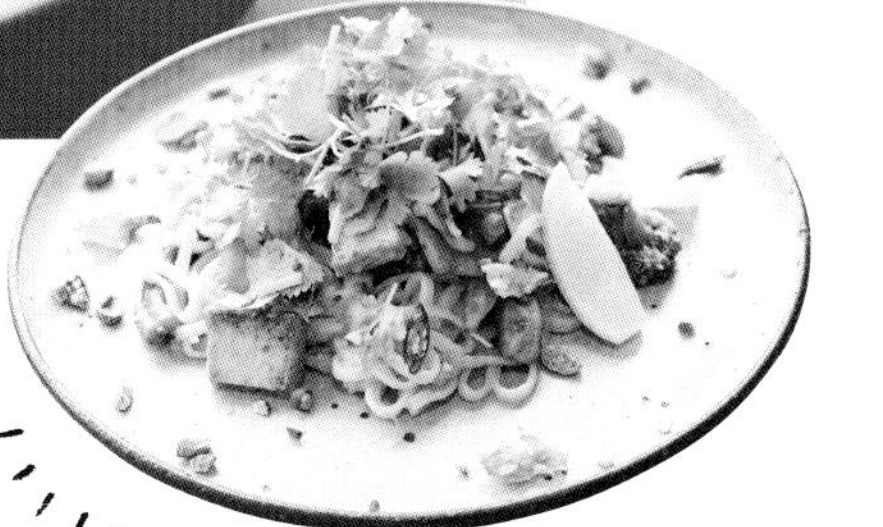

フレッシュハーブと有機ココナッツミルクの VEGANパッタイ
／1,738円

ソニンがこの店に行ったら必ず食べるというお気に入りのパッタイ。麺はライスヌードルで、パクチー、レモングラス、バジルなどハーブもたっぷり。オープン当初からの人気メニューでテイクアウトもＯＫ。

CLEAN EATING

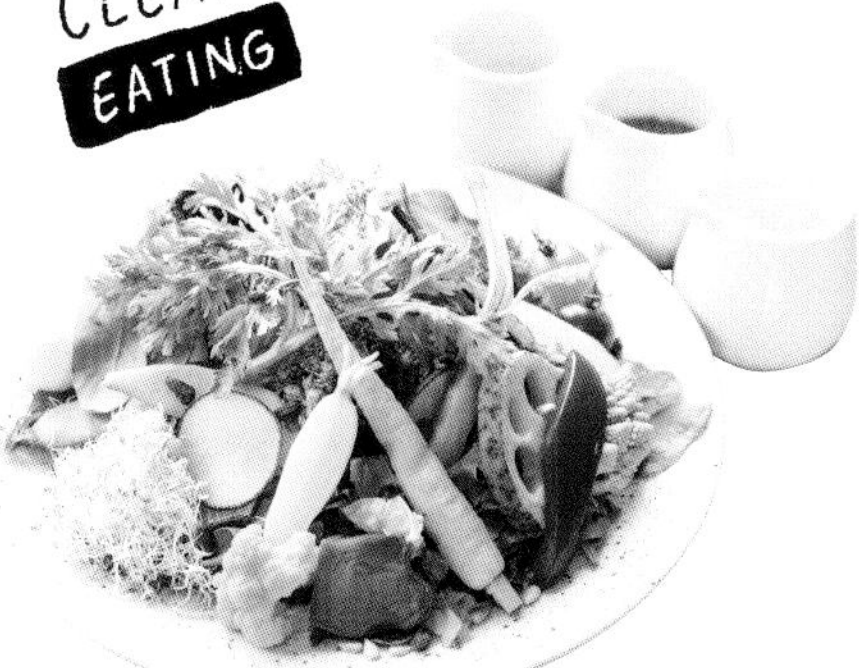

本日のクリーンイーティングビュッフェ
／2,178円

厳選野菜やスーパーフード、発酵食品を取り入れた体にうれしいサラダ＆デリビュッフェ。家庭ではなかなか手に入らない種類の野菜が好きなだけ食べられるのが人気の理由。４～５種類用意されたドレッシングも好評。

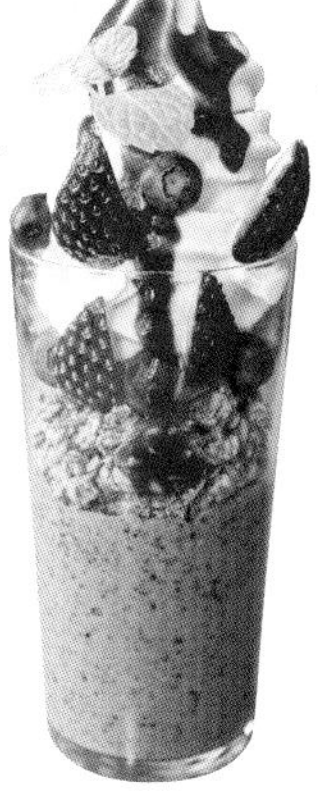

ジューシーソイミートの油淋鶏風 VEGEからあげ丼
／1,738円

体に気を付けながらもガッツリ食べたい！ という要望に応え、'20年の6月より提供を開始したボリュームたっぷりのメニュー。大豆ミートの油淋鶏風唐揚げに、素揚げしたナスやアボカド、紫キャベツなどが添えられている。

SOYMEAT

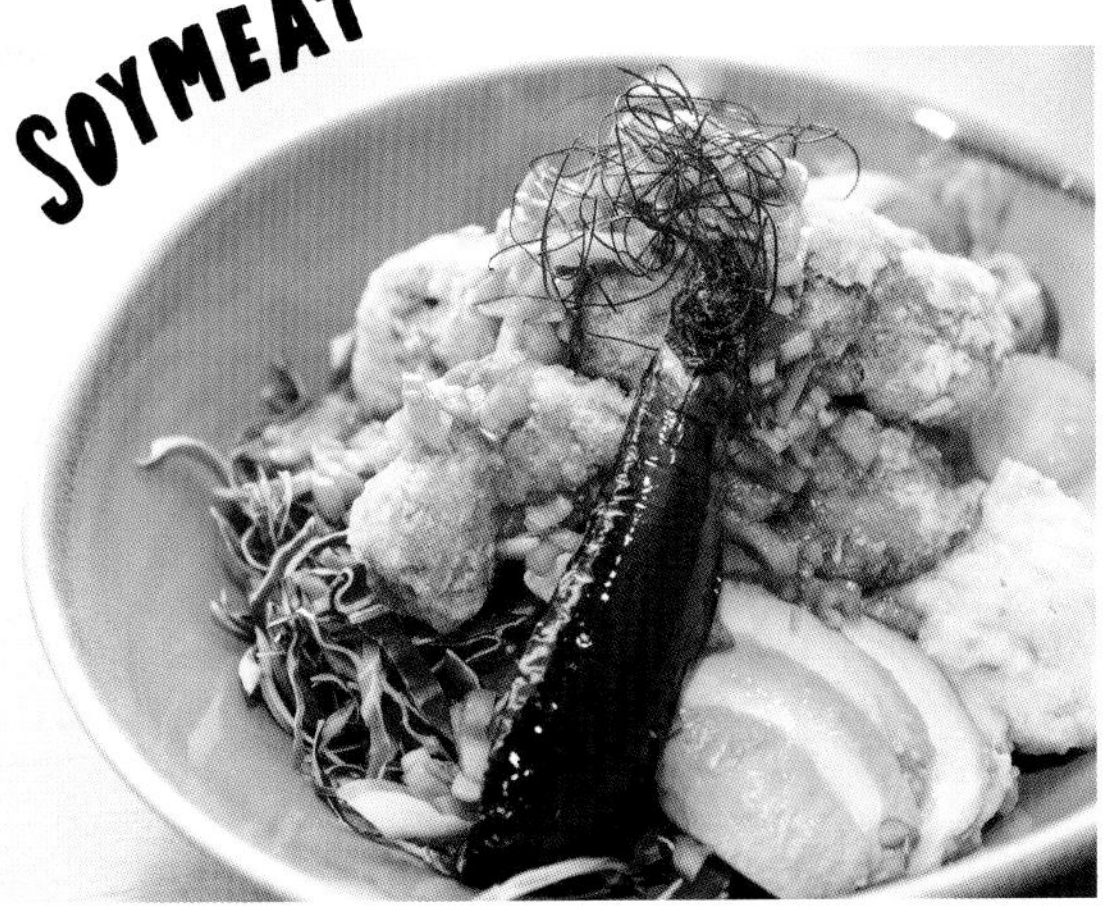

VEGANソフトクリームパフェ ベリーソース／1,408円

オープン当初から人気のヴィーガンパフェ。ストロベリーやブルーベリー、アサイー、カカオニブなどのスーパーフードを加えたスムージーに、タネからお店で作っている有機豆乳のソフトクリームをのせた定番デザート。

※2021年3月現在。営業時間やメニュー、価格は時期によって変更になることがあります。

No/05

SONIM'S COMMENT

この値段でいいの!?
って思うくらい。
味付けが丁寧で
惣菜の種類も豊富!

世界一おいしい
マクロビ弁当

亀戸升本 すずしろ庵

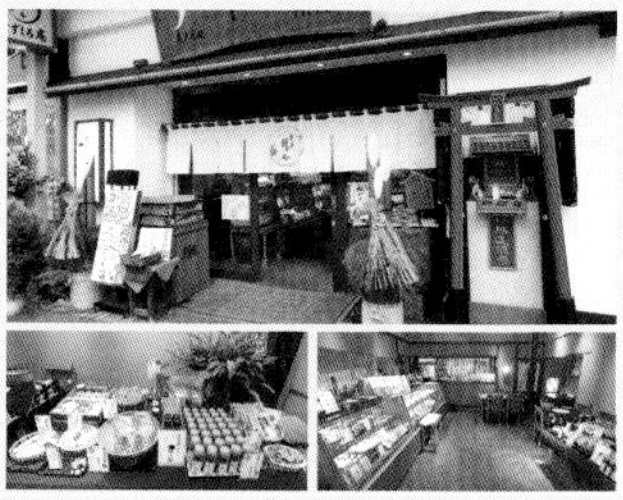

明治より続く老舗で江戸下町生まれの亀戸大根をはじめ、こだわりの食材を使用した割烹弁当を販売している。こちらのお店で販売している和正食(マクロビオティック)の弁当を紹介。コロナ以前は4 ～ 5種類の和正食弁当を販売していたが、'21年3月現在はこちらの「マクロパーフェクト弁当」含む2種取り扱い中。マクロビ弁当以外もさまざまな弁当を販売しており、ソニンはヴィーガン以外の人もいる時のケータリング注文などで重宝しているそう。

東京都江東区亀戸2-45-8 升本ビル1F
☎03-5626-3636
8:30 ～ 19:00 ※年中無休 ※テイクアウト
URL https://masumoto.co.jp/
★お弁当は配送・ネット注文も可能

おかずの内容一覧(例) サイズ:165×225×45mm

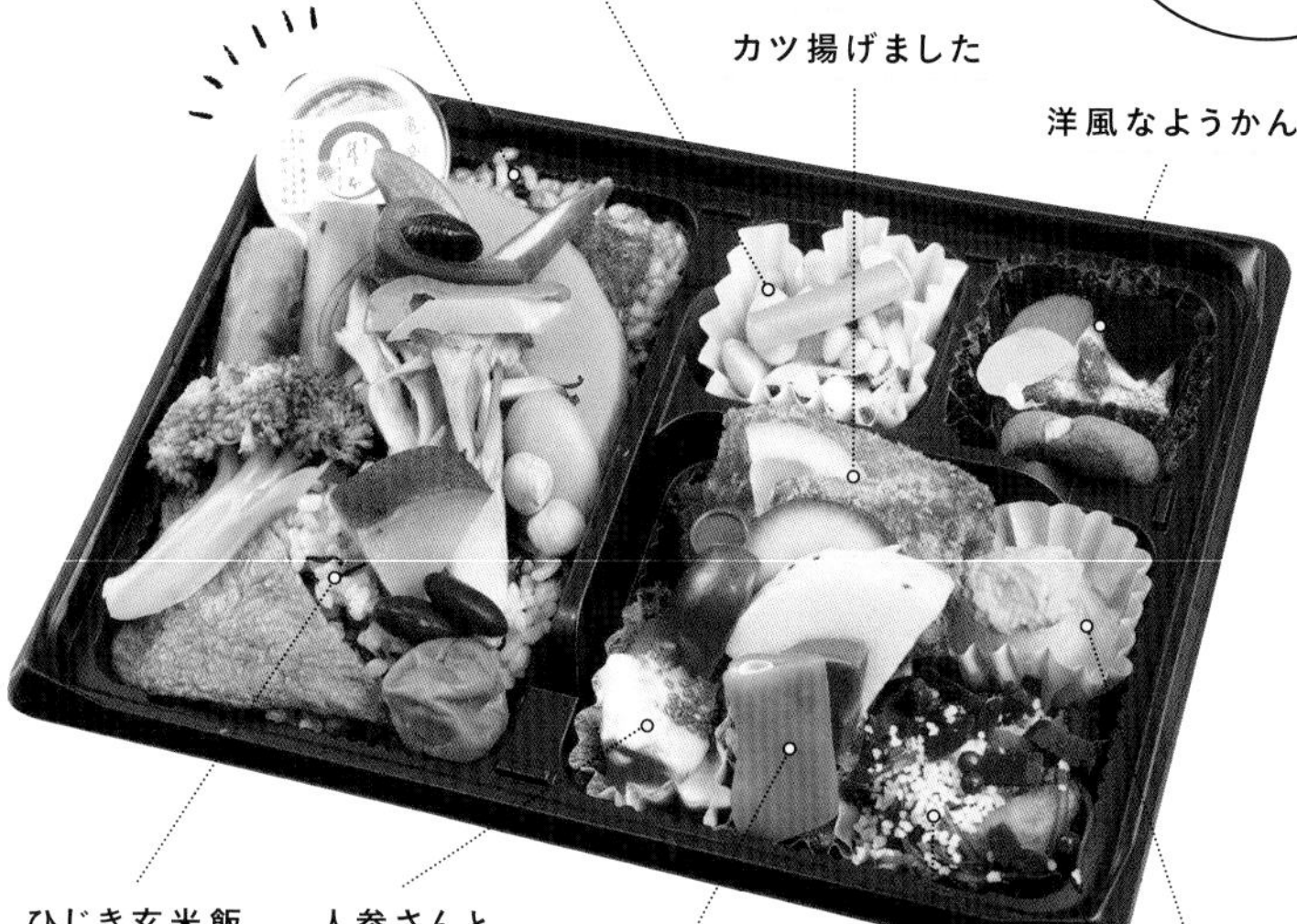

黒豆玄米飯
雪菜さん白菜と
ねばねばです
大豆の
カツ揚げました
洋風なようかん
ひじき玄米飯
人参さんと
豆乳クリーム
ナスと里芋と
レンコンは
仙台麩も
クスクス笑う
白く輝け
勾玉ソース

マクロパーフェクト弁当/1,080円

肉・魚・卵・乳・白砂糖を使わない、月～金限定のマクロビオティック弁当は全て職人手作り。ふたが閉まらないくらいぎっしりと盛り付けられているおかずは、しっかり素材の味が生かされていて、彩りも奇麗なものばかり。日替わりのため、買うたびにいろんな味が楽しめて、お得感のある弁当となっている。

MACRO PERFECT

注文方法

注文電話番号

☎03-5609-1898

(受付時間 9:00 ～ 18:00)
インターネットでのお弁当の
ご注文はお届け日の2日前の15時まで。

販売サイト

https://masumoto.co.jp

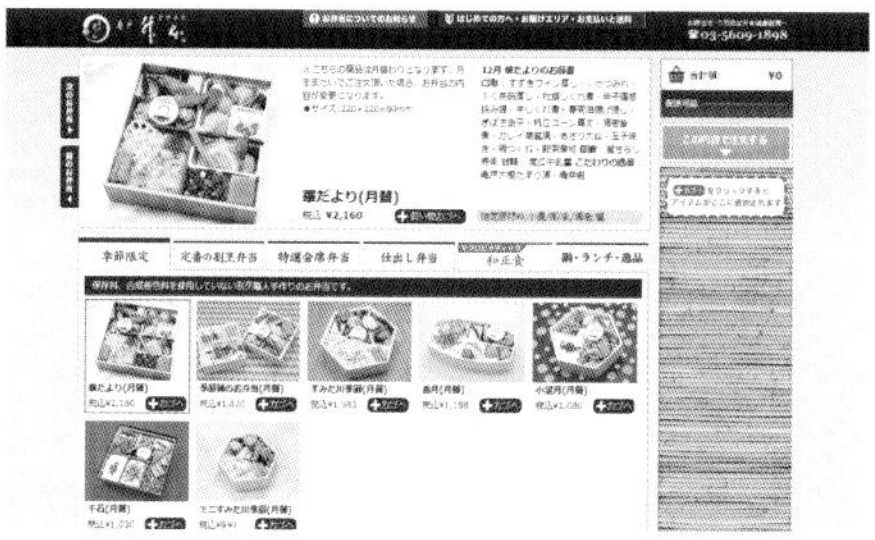

配送可能エリア

お届けは東京23区内+千葉2市(市川市・浦安市のみ)。電話、販売サイトからのご購入は2,000円以上から送料無料。地域によってお届けできるご購入金額条件が異なります。●2,000円以上:江東・墨田・中央・台東・葛飾・江戸川区 ●4,000円以上:新宿・文京・品川・目黒・渋谷・中野・豊島・北・荒川・足立・千代田・港区・市川・浦安市 ●8,000円以上:大田・世田谷・杉並・練馬・板橋区 ※「マクロパーフェクト弁当」の販売は月～金
※店頭での配達予約はご購入10,000円から可能。※ '21年3月現在

**和正食弁当
取り扱い店舗一覧**

すずしろ庵 門前仲町店
☎03-3630-3855
東京都江東区富岡1-10-10 ※年中無休

亀戸升本 シャポー市川店
☎047-326-3354
千葉県市川市市川1-1-1 B1F

亀戸升本 銀座三越店
☎090-9831-8913
東京都中央区銀座4-6-16 B2F

亀戸升本 伊勢丹 新宿店
☎03-3356-2166
東京都新宿区新宿3-14-1 B1F

 ※2021年3月現在。営業時間やメニュー、価格は時期によって変更になることがあります。

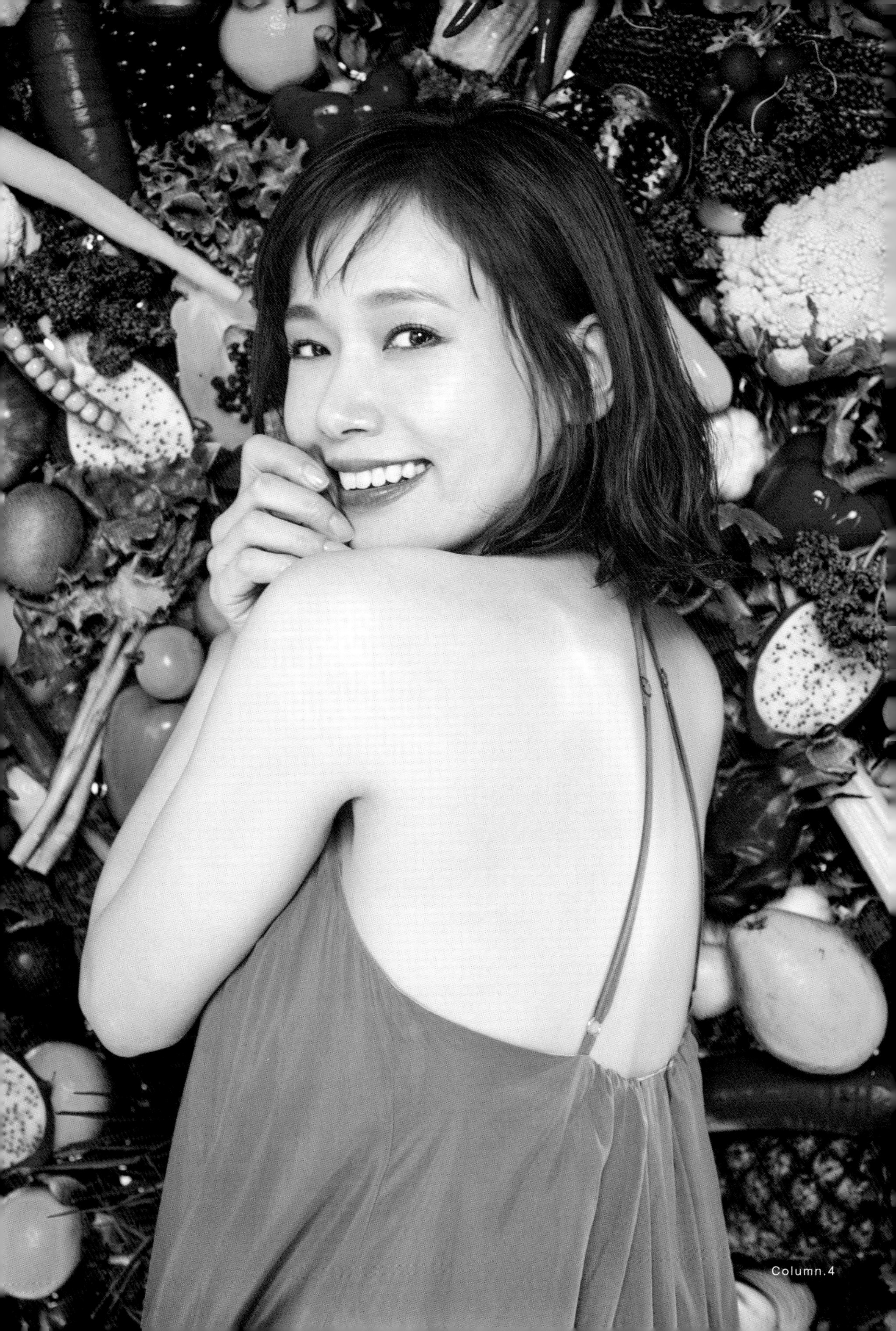

Column.4

『ソニン流の美容法とエクササイズを教えます』

誰もが驚く シワなし美肌の秘密

俳優の仕事の現場で、いろんな方から「シワがないね」と言われることがあって…「え、そうなの?」という感じで、あまり自覚はなかったのですが、気付けば38歳。「シワもいつかはできるだろうなー」と思っていたのですが、確かに、目立つシワは、私まだないかも!?

ヴィーガンの影響もあるのでは、と思いますが、もう一つ考えられるのは、俳優の仕事は表情筋をものすごく使うということ。ミュージカルは歌を歌います。歌によって、顔や首まわりの筋肉をよく動かしますし、私の場合、その筋肉をほぐすため、首のストレッチもよく行います。それと滑舌を良くするための、顔や舌のエクササイズもたくさん行うので、普通の人より表情筋を動かしていることが、何か関係がありそうです。

肌については、元々肌荒れなどのトラブルは少ない方でした。ただ、ヴィーガンになる前に知り合った人と、ヴィーガンになった後、久しぶりに再会した時に、「若くなったよね?」と言われたんですよ。まさか! 一体なぜなんだろうと考えた時に、やはり食事の力が大きいのだろうなと思い至りました。

コロナ禍の前から マスク生活をしていた

私は元々すごい乾燥肌。保湿は気にしていますが、過保護にスキンケアをしているわけではありません。ただ、喉を保護するために普段からマスクはしています。〝声の仕事人〟であるアナウンサーの方はマスクをして寝たりすると聞きますが、私もしています。マスクのおかげで肌の保湿ができているのかなと。ちなみに喉の保湿のために、就寝時は口閉じ用のマウステープも付けています。

２０２０年は新型コロナウイルスの影響で、世界中の人たちがマスクをしなければいけなくなりましたが、私は以前から乾燥を防ぐために欠かせなかったので、以前と変わらず、常日頃からマスクはデフォルトです。

化粧水は基本 手作りしています

舞台は肉体的にも精神的にも、とてもハード。一つの作品を演じきるために、私を支えてくれているものの一つがアロマです。最初は心身を整える方法として勉強を始めたんですが、興味がどんどん湧いてきて、結果、アロマテラピー検定を取得しました。アロマ検定では化粧水やリップクリームの作り方をはじめ、生活にどうアロマを取り入れるか、効能や歴史など、全て学ぶんです。検定を取り、早速好きな香りを使って化粧水を作ったら、すごく簡単で「もう化粧水、買わなくていいんじゃない？」と思ったくらい。以来、基本的に化粧水は自分で作っています。個人的に好きな精油は、ローズオットー。化粧水は全てその香りで作っています。ローズオットーの香りがあると幸せで、たまにヘアオイルとしても活用しています。

　2020年に新型コロナウイルスが流行してからは、マスクスプレーも手作りするようになりました。作り方はとても簡単。無水エタノールと精製水と自分が好きなアロマの精油、あとは瓶があればすぐにできます。無水エタノールは少しお高いですが、これがあるといろいろなものが作れて便利です。マスクスプレーにはミント、ユーカリ、ティーツリーの精油が定番。スッとして呼吸もしやすくなるので、この組合せがお気に入りです。

自分に合う成分だけを買ってブースターに

　手作りの化粧品と市販品との違いはどこにあるのか？　市販のものにはヒアルロン酸やセラミドなど、肌にいいエキスがたくさん配合されているというのが、大きな違いだと思います。値段が高い化粧品には、それだけ肌に効果的なものが使われているはずですが、人によって合う・合わないがありますし、その成分が入っている分だけの効果を得られるかどうかは、使ってみないことには分からないと思います。だからこそ、買うにしてもまずは自分で身をもって体験してから選ぶのが、私のモットーなんです。そして「この成分が入っている化粧水が自分には合う」と見つけた時には、その成分だけを買ってブースターにしたり、手作り化粧水に入れて使ったりしますね。自分の肌に合うオリジナルをカスタマイズするのが好きなんです。

〝自分の中のお医者さん〟といつも相談する

　新型コロナウイルスの影響で手の消毒薬を使うことが多くなり、手の荒れに悩んでいる人も多いのでは？　私の場合、ハンドのお手入れは、ハンドクリームも使いますが、ピュアオイルを塗るだけ、というのもオススメです。ハンド用のお気に入りはローズヒップ。とても心地よい香りなんですよ。ピュアオイルはハンドクリームの代わりだけでなく、ヘアオイルや顔の保湿液にもなるので、とても便利で重宝しています。

　アロマを生活に取り入れる場合、どんな香りがいいかは好みもあるし、その直感も大切です。あとは効能を調べて、自分に合ったものを選べばいいと思います。アロマはいろいろな予防にも役立ちます。肌が乾燥しているならこの精油だなとか、その時々で何が必要か、身体の声を聞くことが大事。皆さんもぜひ〝自分の中のお医者さん〟と相談してみてください。

オススメの朝のストレッチ

私のYouTubeチャンネル「SonimOfficialTube」でもご紹介していますが、朝起きてからベッドやお布団でそのまま始められるオリジナルのストレッチ法を日課にしています(※P46〜解説掲載)。起きて、そのまま自然な流れでできるので、ぜひ試してみてください。これはもう何年前からやっているのか分からないくらい、続けています。ちなみに、プロセスの一つにあるでんぐり返しのような動きは、コロナ禍になってから加えたもの。リモートワークなどでパソコンに向き合うことが多く、肩や背中が凝るという声を聞いて加えました。約10分のストレッチですが、これを行うだけで頭がすっきりして、朝から身体の動き出しが変わります。

スマートフラフープの良さを知ってほしい

また、このスタイルブックにはフラフープの写真も載せました。私がフラフープを始めたきっかけは、お腹は腹筋のトレーニングだけでは絞れない、お腹全体を揺らして刺激を与えないといけないと聞いたから。腹筋を揺らす電動筋トレマシーンの宣伝をよく見かけませんか? あの動きが実は重要なんですって。そして、フラフープもあれと同じ動きだと知ったのです。

スマートフラフープは、ボコボコした節が付いたフラフープのこと。インナーマッスルを刺激して、脂肪を燃焼させることで自然に美しいくびれを作ることができます。自分の体型に合わせてサイズを調節できるので、普通のフラフープのように、回しながら落としてしまう心配がなく、運動が苦手な人でも簡単にトレーニングができる良さがあります。テレビを見ながらできるという気軽さもいいですよね。

今ではかなり一般的になったスマートフラフープですが、私は3、4年前から続けています。ずっと使っていた器具が古くなってきたので、最近は、マッサージボードと遠心力を強める重りが付いた、さらにウエストにアプローチできる最新型のものを買おうかなと思っているところです。

意外な趣味!? ロードバイクに夢中

ロードバイクには2015年から乗っていましたが、コロナ禍になって、移動手段として、より使うようになりました。私は元々走る人が好きというか、ランナーへの憧れがすごくあるんです。三浦しをんさんの「風が強く吹いている」という、箱根駅伝を題材にした小説が面白くてハマってしまい、実際に、箱根駅伝を見に行ったり、映画化された時には映画館へ足を運んだりもしました。自分も走りたいとは思っているのですが、元来股関節が弱く、走ると痛くなってしまう。エクササイズとしてランニングはとても魅力的なのに、自分にはできないなと思っていた時、ヴィーガンで、ロードバイクライダーの女性たちの映像をYouTubeで見て、「カッコいいなぁ!」と思い、ロードバイクを始めました。

最初はいろいろなバイクを試乗しました。実際に乗っている人に「ここのお店がいいよ」とか、「アイテムはこういう感じで買うのがいいよ」とアドバイスをもらって自分のバイクを買いました。有酸素運動をしたいけれどランニングができないので、その代わりになるものとして、ロードバイクにたどり着いたという感じです。実際に乗ってみて、股関節に負担がかからないなと実感しています。

ロードバイクは体幹トレーニングと全身運動ができる

ロードバイクは体幹が重要だとよく言われます。前傾姿勢を支えてペダルを漕ぎ続けるので、自然にプランク（うつ伏せの状態で、前腕とつま先を地面につけて体を浮かせる）のような姿勢になり、その上、ヒップが持ち上がった状態で、脚全体を使って漕ぐのでヒップアップ効果もある…つまり全身運動なのです。ミュージカル『ビューティフル』で共演した水樹奈々さんもライダーで、彼女はすごくロングライドをするらしいですが、私はどちらかというと街乗り中心。それでも走るのは本当に楽しいです。お気に入りは、皇居の周辺にあるサイクリングコース（パレスサイクリング）。周りに高い建物がないので、走っていると青空がパーンと抜けていって、めちゃくちゃ気持ちがいいんです。周りにジャカジャカ漕いでいるロードバイクの仲間たちがいると、おのずと気分が上がります。タイムを測りながらコースをぐるぐる回って、走り終えた後に心地よい疲れがあるのが、またいいんです。

さすがに真夏は暑いけれど、春と秋冬は気持ちがいいので、すぐに走りに行きたくなってしまいます。

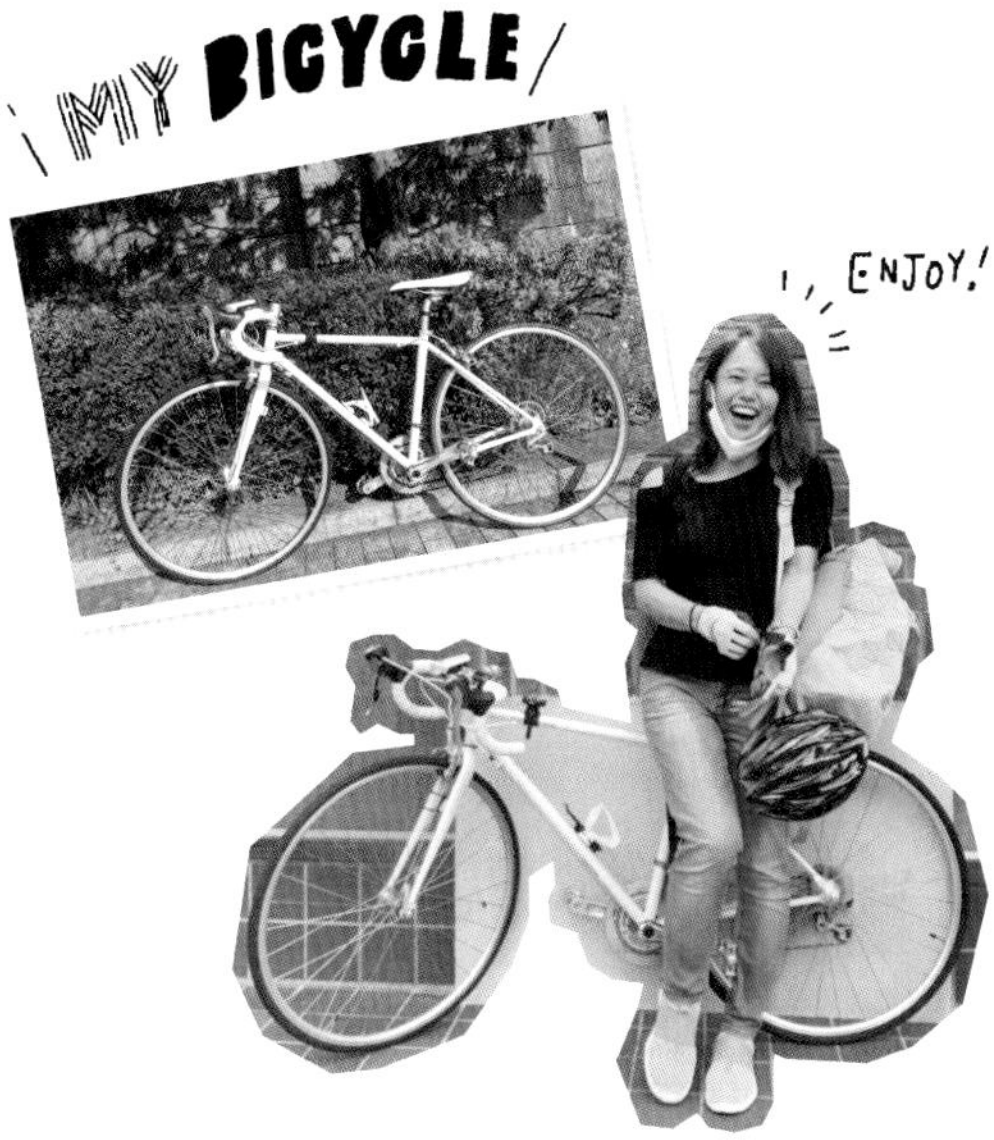

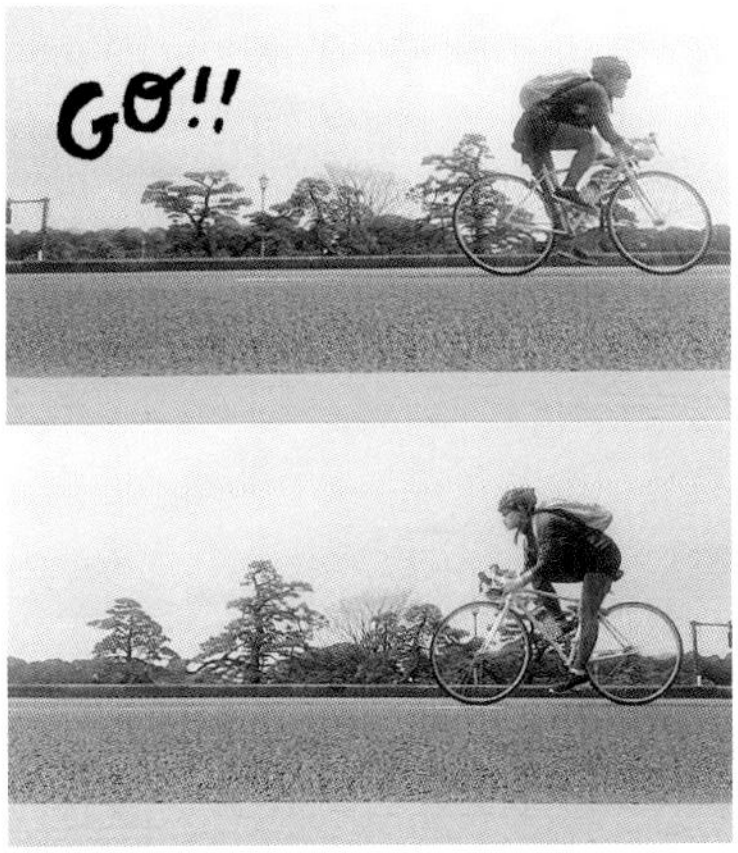

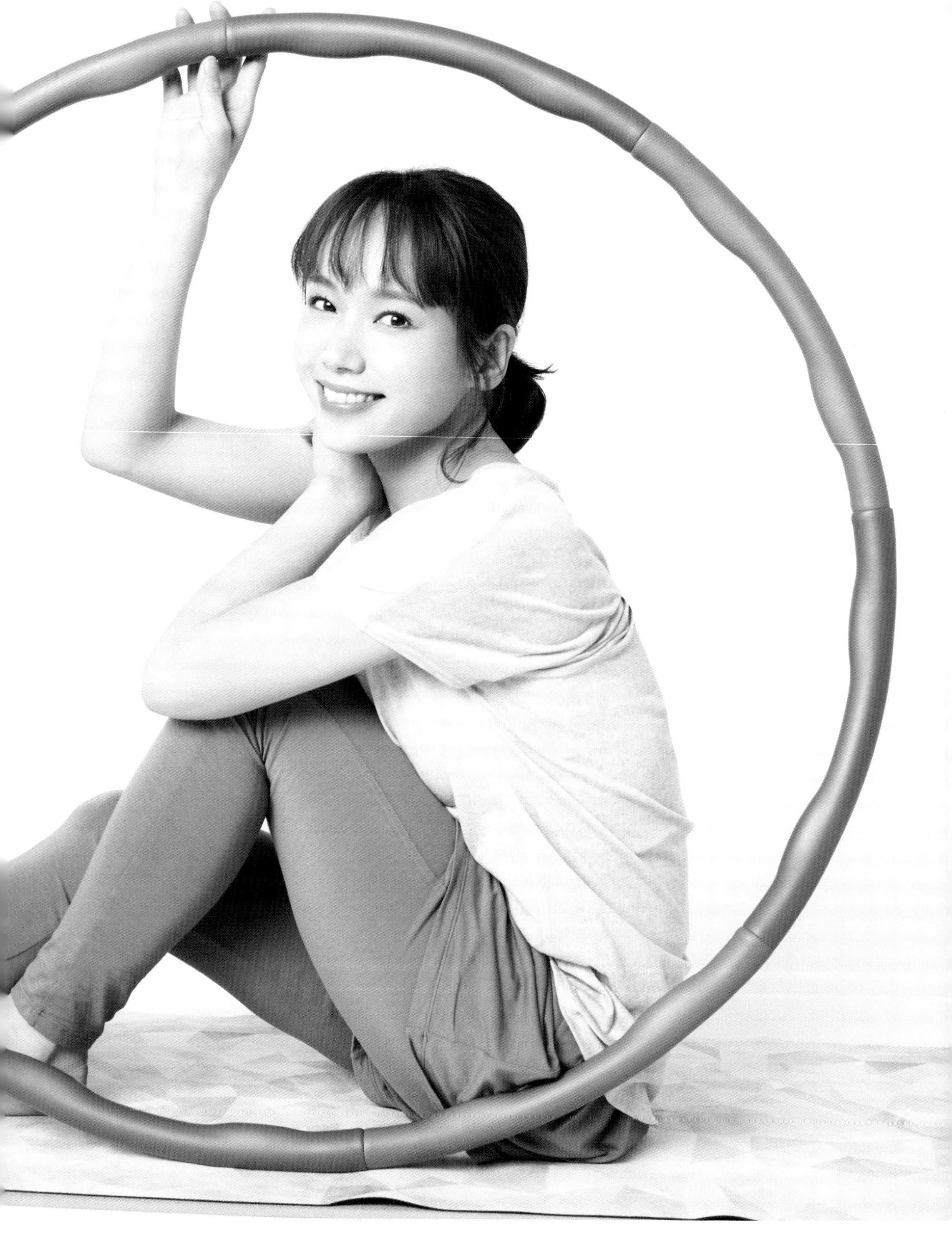

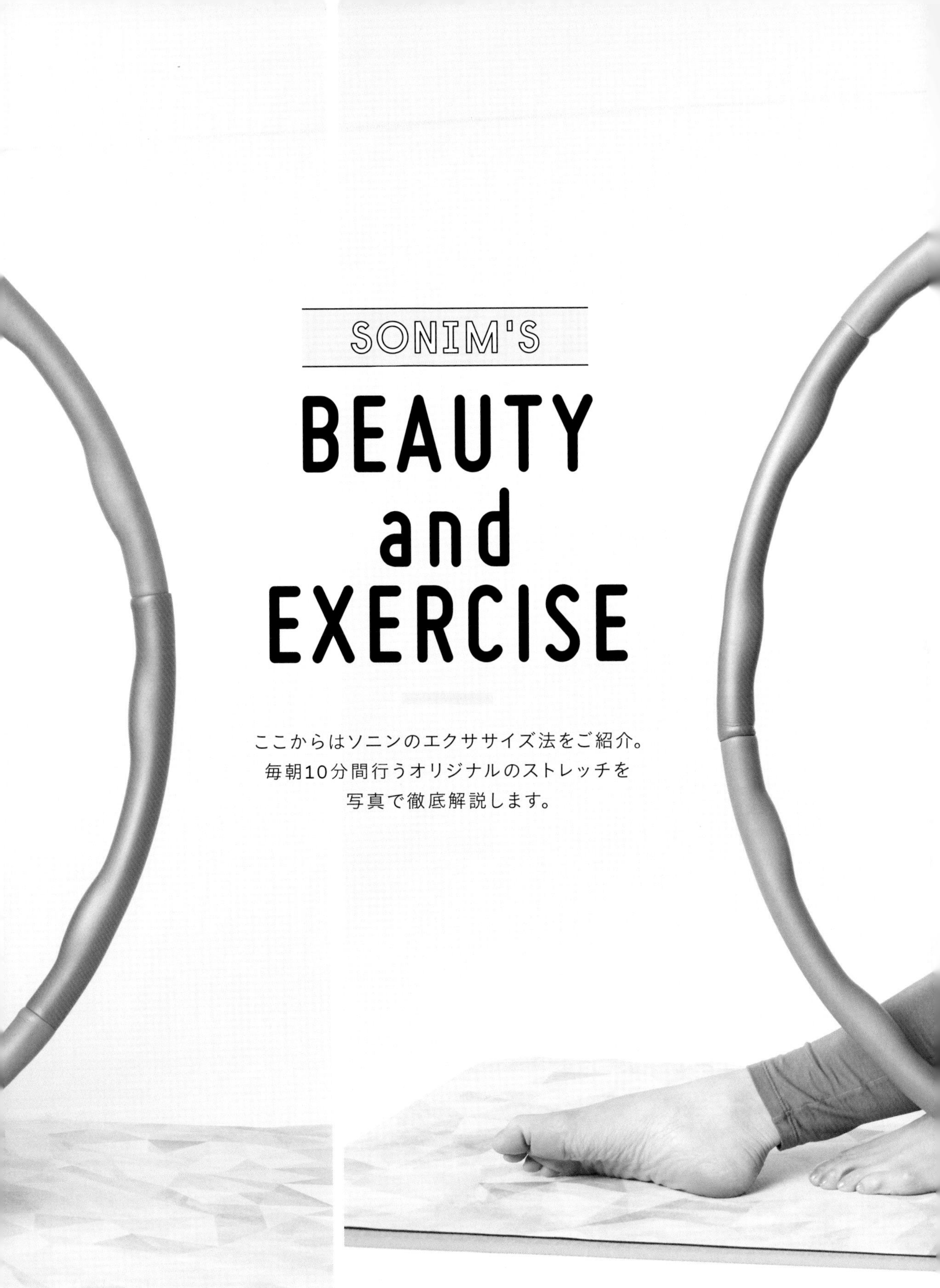

SONIM'S

BEAUTY and EXERCISE

ここからはソニンのエクササイズ法をご紹介。
毎朝10分間行うオリジナルのストレッチを
写真で徹底解説します。

Morning 10minutes STRETCHING

ソニンが実際に毎日行っている
ストレッチをご紹介。
毎朝、目覚めると同時に
トライしてみてください。

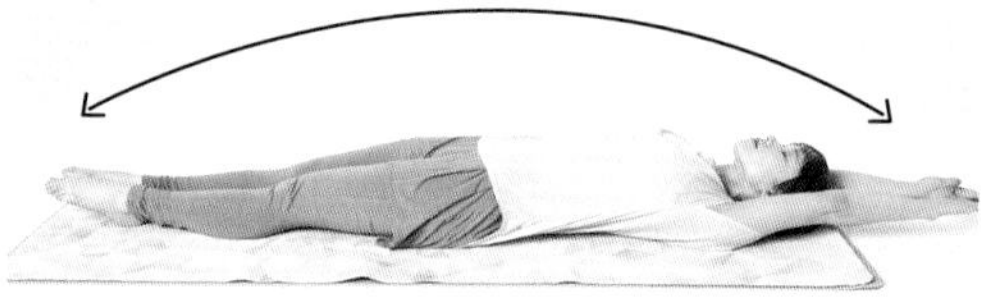

1 全身を伸ばす

起床後、枕を外して全身フラットな状態の仰向けに。そのまま両腕を頭の上まで伸ばし、ぐーんと全身の伸びを数回行う。

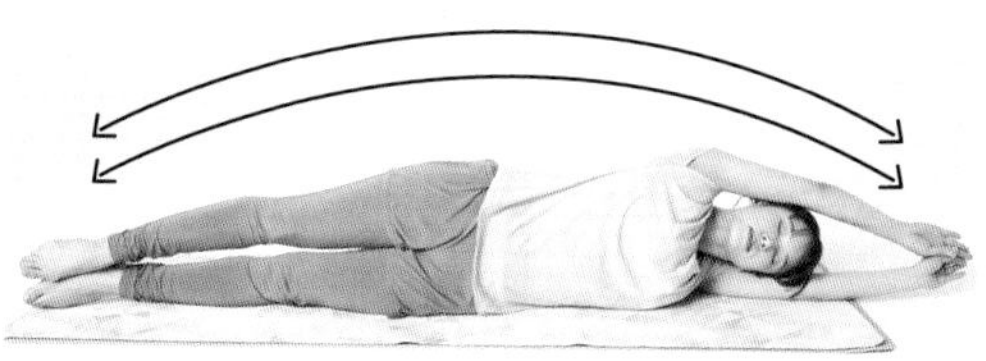

2 横向きでさらに伸ばす

横向きに休勢を変え、両腕を頭の上まで伸ばし、全身を伸ばす。

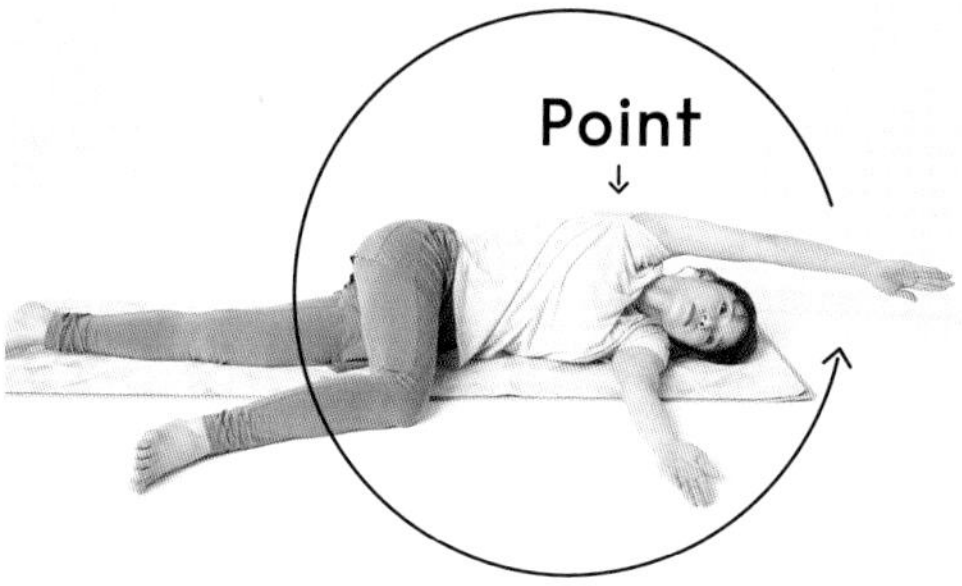

3 腕を大きく回す

膝を曲げ、腕を大きな円を描くように、数回、回す。

point　肩を回すイメージで。時計回り、反時計回りと、同じだけ回す。肩を痛めないよう無理はせずに。

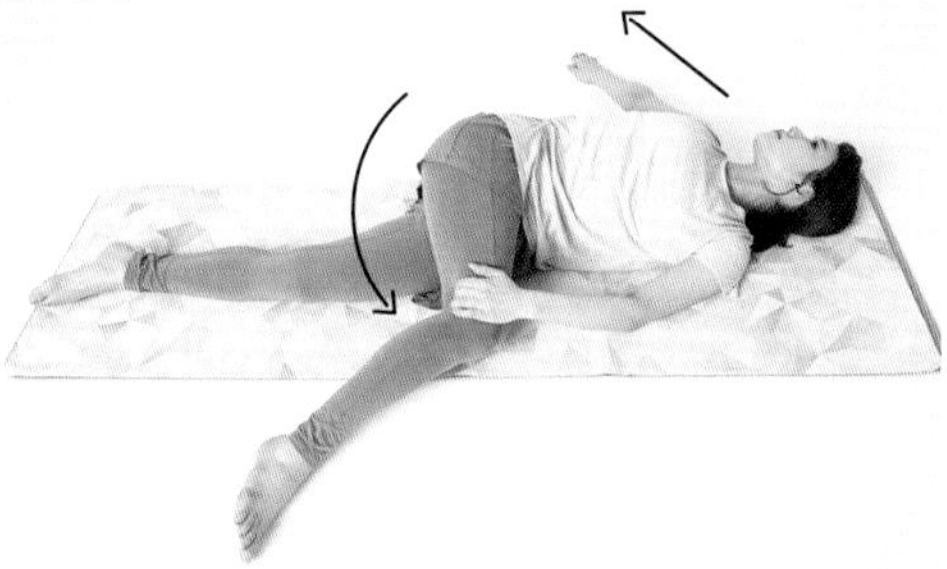

4 腰をひねって腕を伸ばす

上半身を仰向けにして腕を伸ばす。わき、背中、お尻、太ももの裏が伸びる。

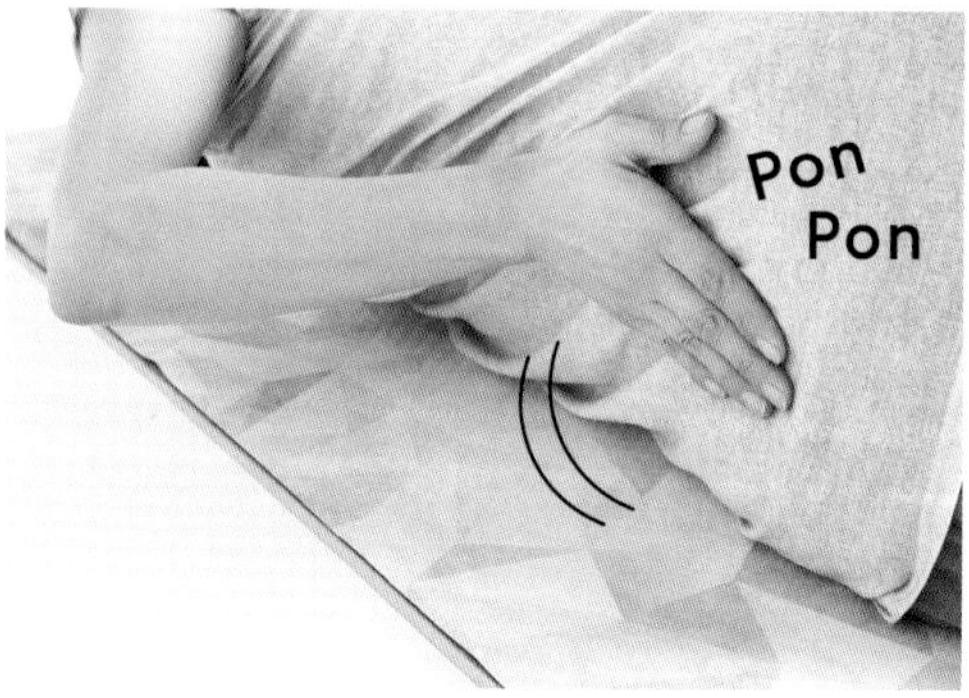

5 腰をポンポン

腰を優しく叩く。**2-4**の動作を半身を逆にし、左右逆転して行う。

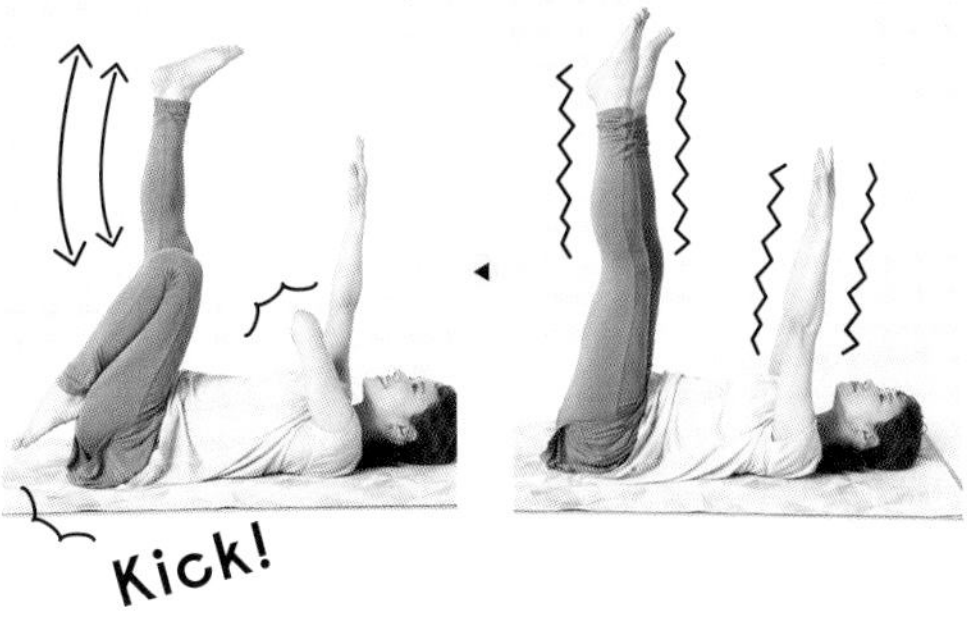

6 手足をぶらぶら振った後、足でお尻を、手でわきを叩く

血液が下に降りていくのを感じながら行うと良い。同じ姿勢で寝ていると血流が悪くなっているので、血流を目覚めさせるイメージ。足でお尻を叩くように、手はわきの下のリンパを刺激するように叩く。

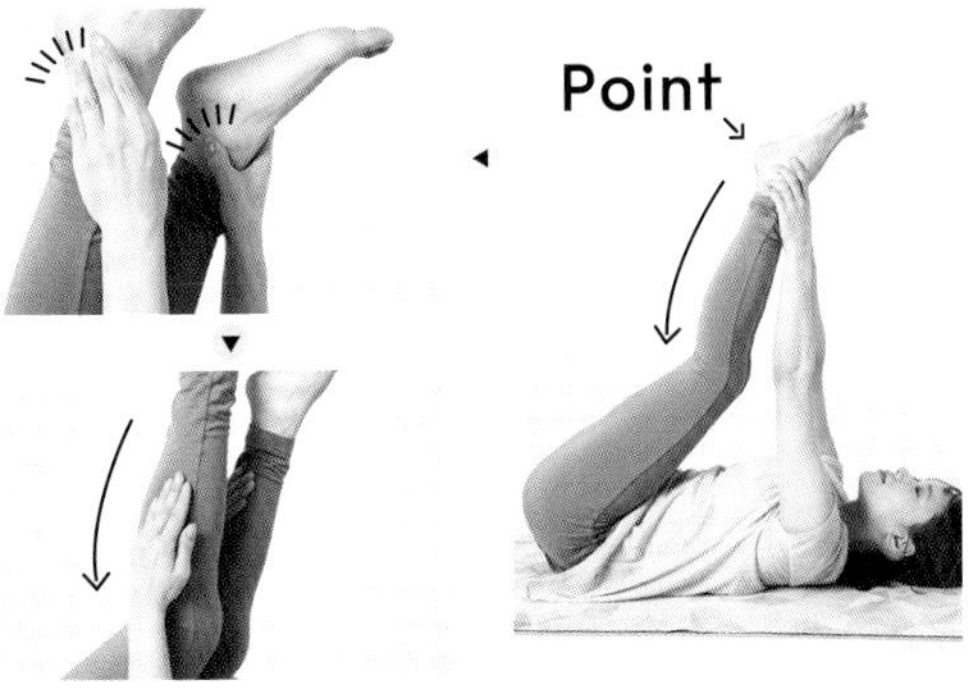

7 くるぶし→ふくらはぎをマッサージ

くるぶし辺りから筋に沿って、ふくらはぎの横をさするようにマッサージ。さらに、脚の外から内側に向けても、筋肉の筋をさするようにスライド。

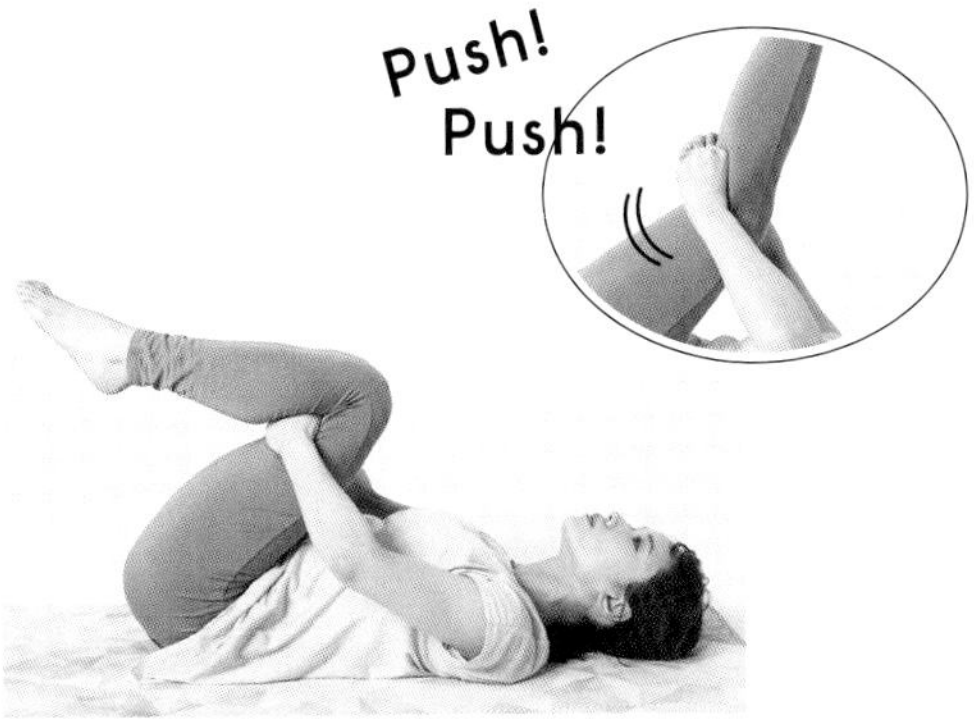

8 膝裏のリンパを刺激する

手をグーにして挟み、血流を良くさせる。

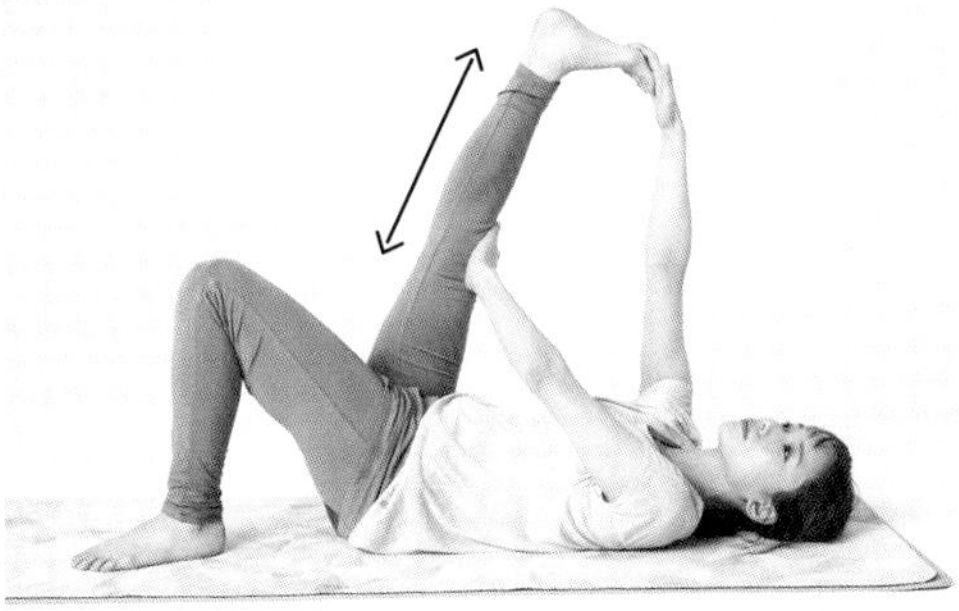

9 膝裏を伸ばす

つま先を軽くつまんで、もう一方の手で膝を押す。最初は足の小指側を持って伸ばし、続いて親指を持って伸ばす。左右の脚でこれを行う。

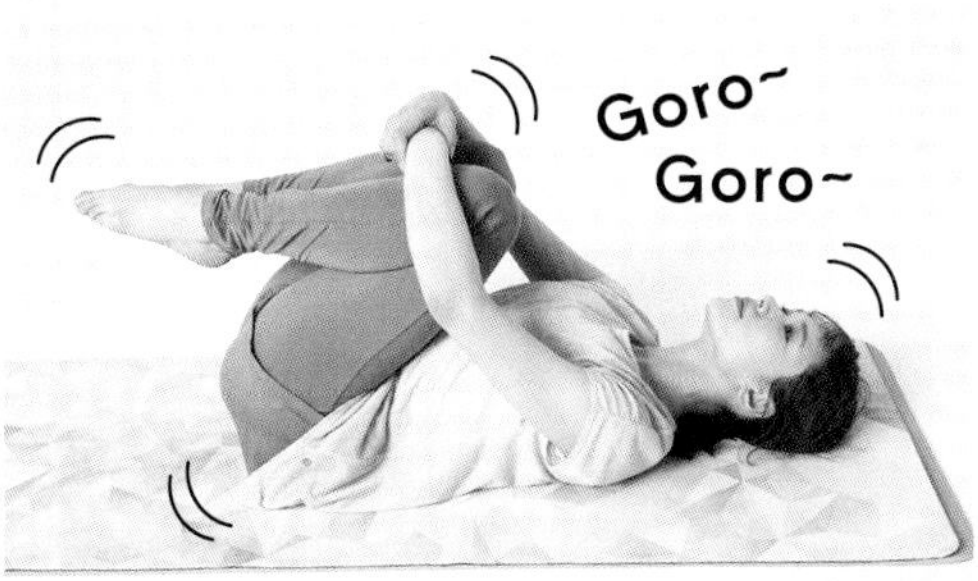

10 膝を抱えてゴロゴロする

両膝を抱えて、左右にゴロゴロゴロと体を揺らし腰を刺激する。

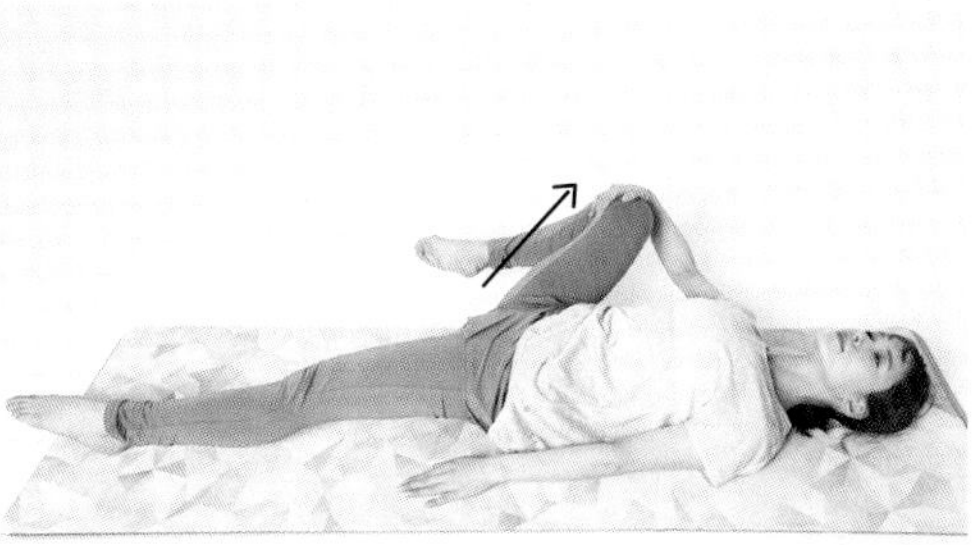

11 股関節を伸ばす

片方の脚を抱えて少し呼吸する。膝を曲げたまま左右上下に動かし股関節をほぐす。自分が気になるところを重点的に伸ばすのが◎。

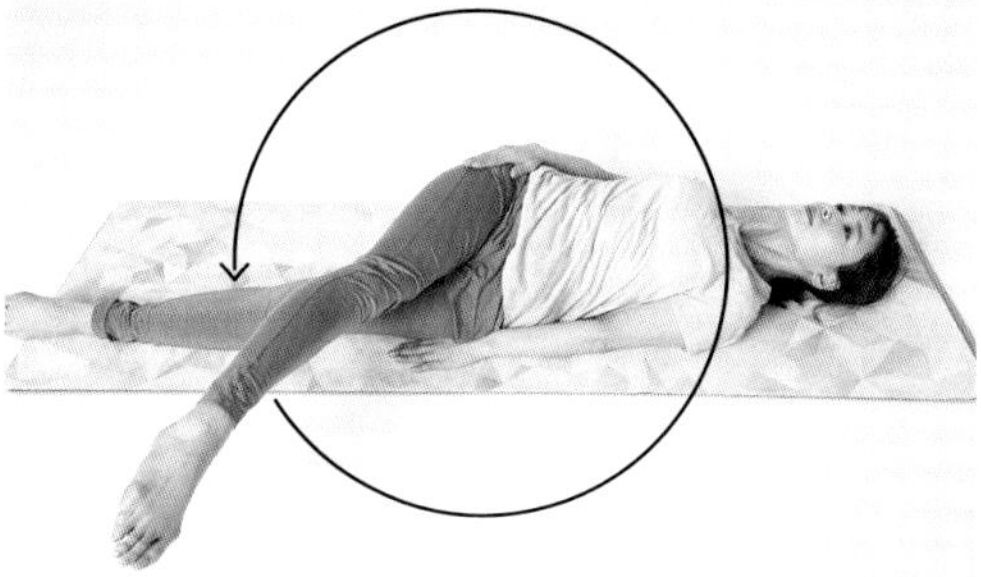

12 円を描くように脚を回す

膝を伸ばして円を描くように脚を回す。11からの動作は両脚行う。左右の違いも感じるかと思うので、気になるところをしっかり。

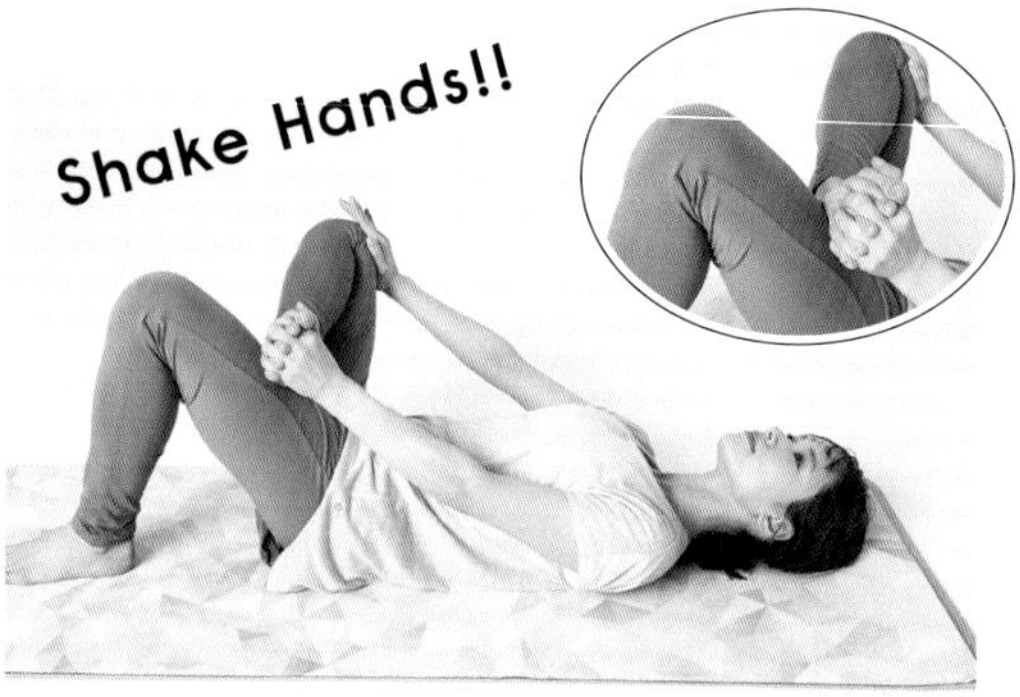

13 足の指と手の指で握手

足の指を刺激する。足の指の間に手の指を挟み、握手するように圧をかけ刺激する。両足行う。この時、お尻の後ろの方も伸びているので、そこも意識して空いている方の手で膝を少し揺らすと良い。

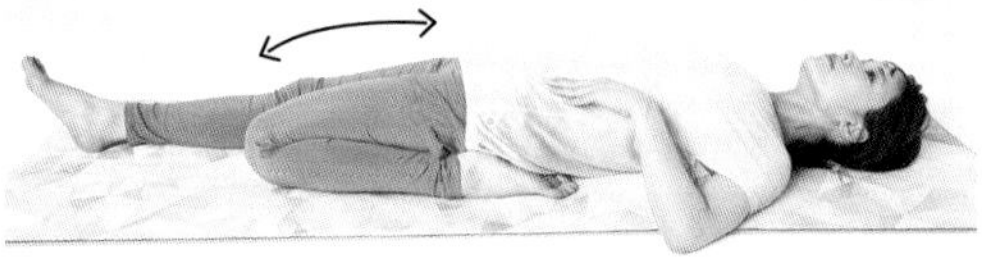

14 前ももを伸ばす

背中の方に膝下を折り曲げ、前ももや体の前面(腸腰筋)を伸ばす。股関節を意識しながら曲げた脚を少しずらすことで、サイドも伸ばす。

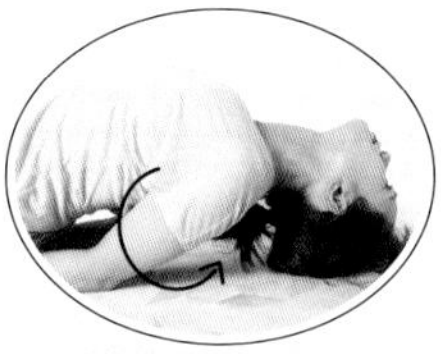

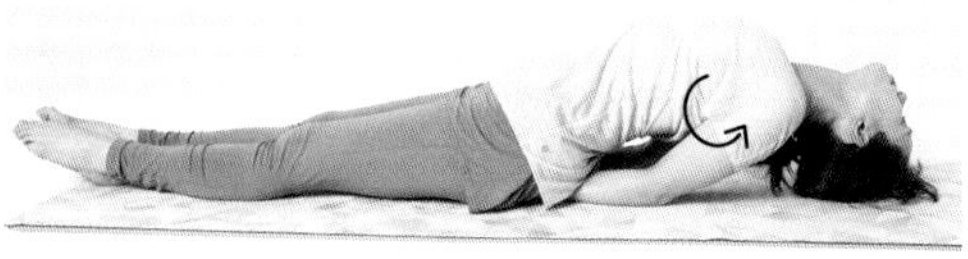

15 肩甲骨をくっつけるように

寝ながら両手を背中に入れて、両肘と頭頂部を支えにして胸を起こす。肩甲骨をくっつけるイメージ。

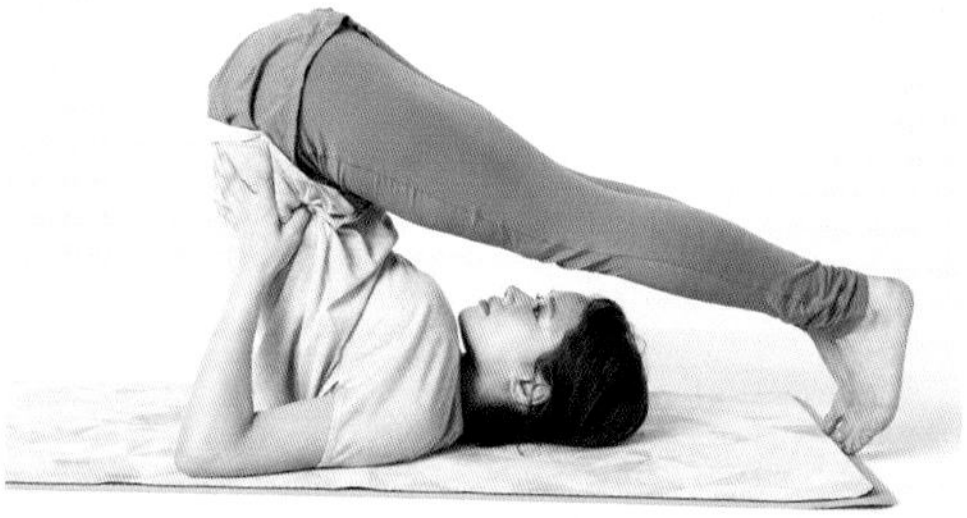

▼

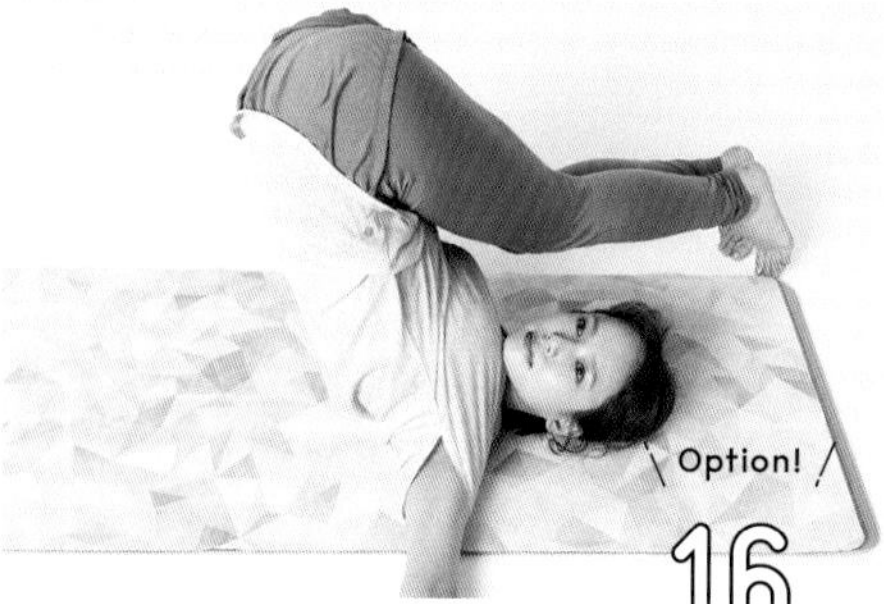

▼

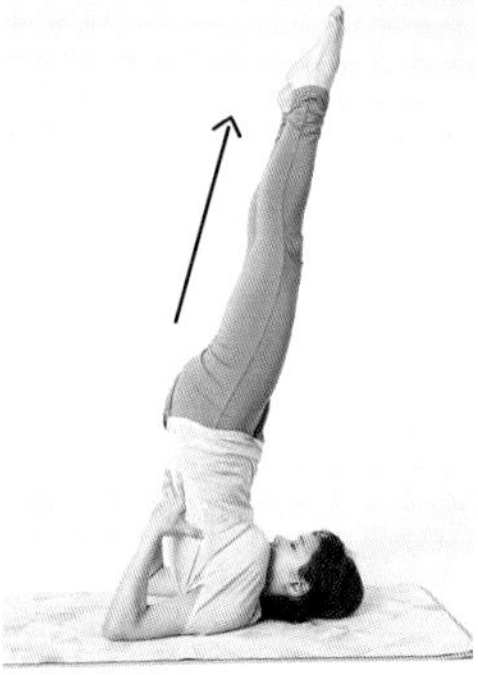

16 できる方は お尻を上げて 足の指先を 頭の上に下ろす

できる方のみのオプション。手で腰を支えながら、お尻を上に上げて、両脚を顔の前へ、足の指先を頭の上に下ろす。その後、両手を広げて体を支えながら顔の横に膝を持ってくるイメージで左右に。また、腰を支えながら足を天井へ向かって伸ばし呼吸。

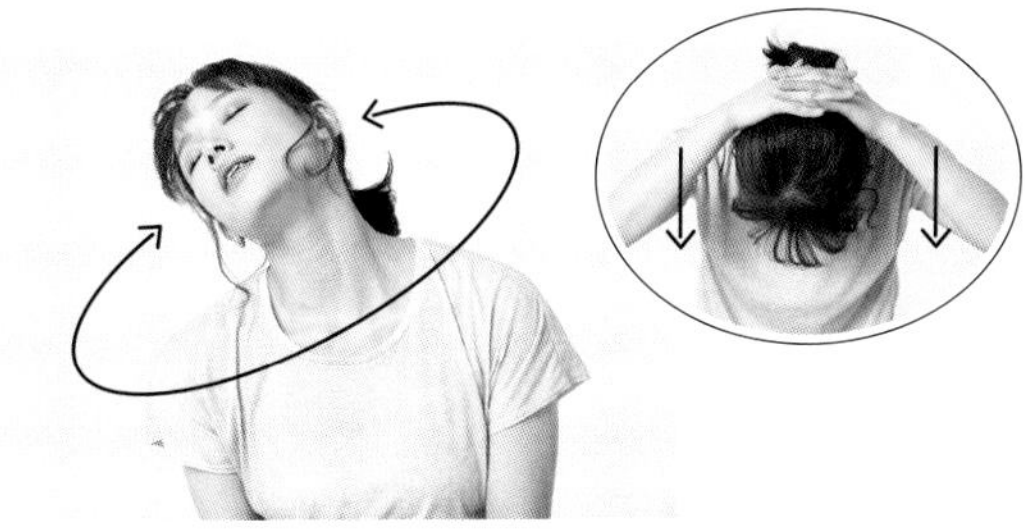

17 頭をゆっくり回した後、手で重みを付けて傾ける

起き上がり、座った状態で頭の重さで自然に回るように、脱力しながら首を回す。左右２回ずつほど。上を向いた時に口をポカンと開けるくらい脱力すると良い。その後、手を頭の後ろで組み、手の重みで頭に負荷をかけ過ぎないようにしながら前に傾け、そのまま左右に動かす。

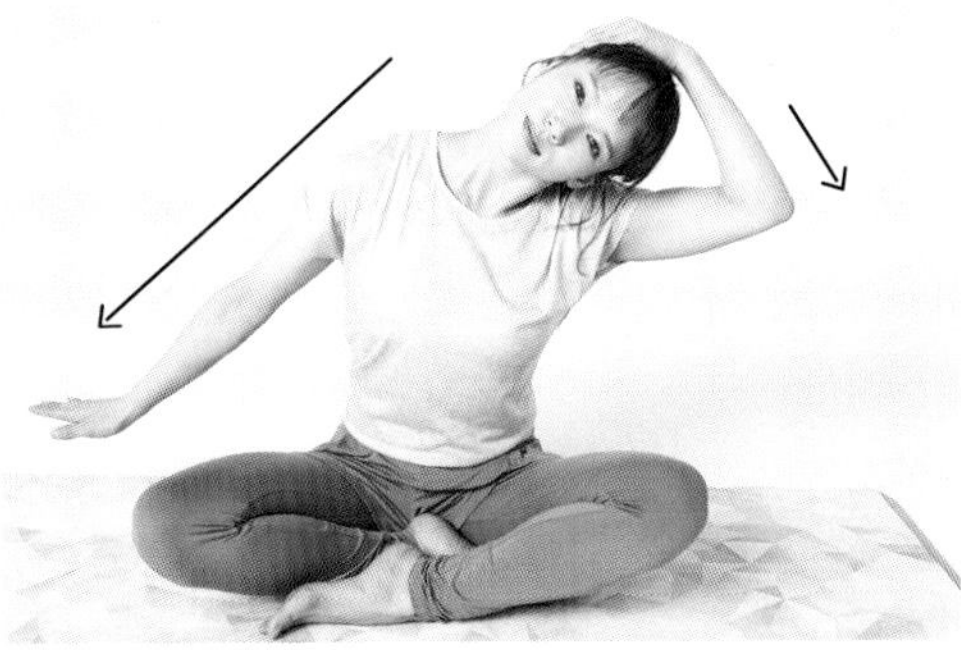

18 頭を左右に傾ける

片方の手で頭を抱えながら、使っている腕の方へ頭を傾ける。反対側も同様に。

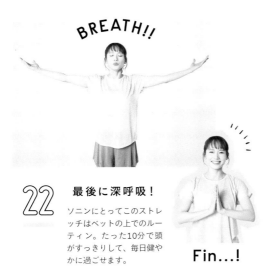

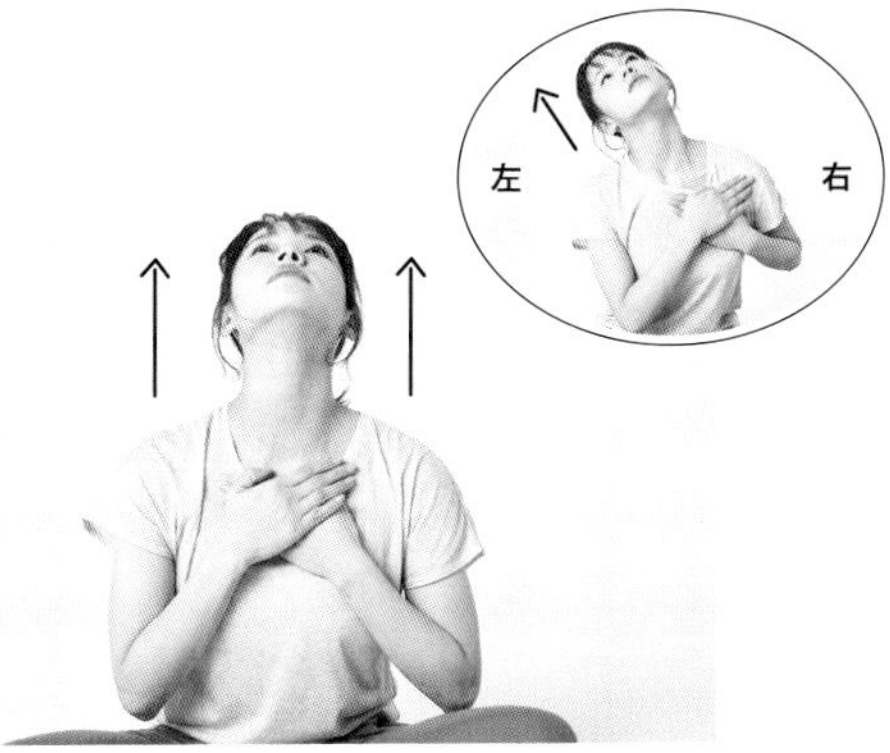

19 胸に手を当て首を伸ばす

胸に手を当てながら、頭を真上に上げて首の前側を伸ばす。次に右胸を押さえながら左上向きに、左胸を押さえながら、右上向きに首を伸ばす。

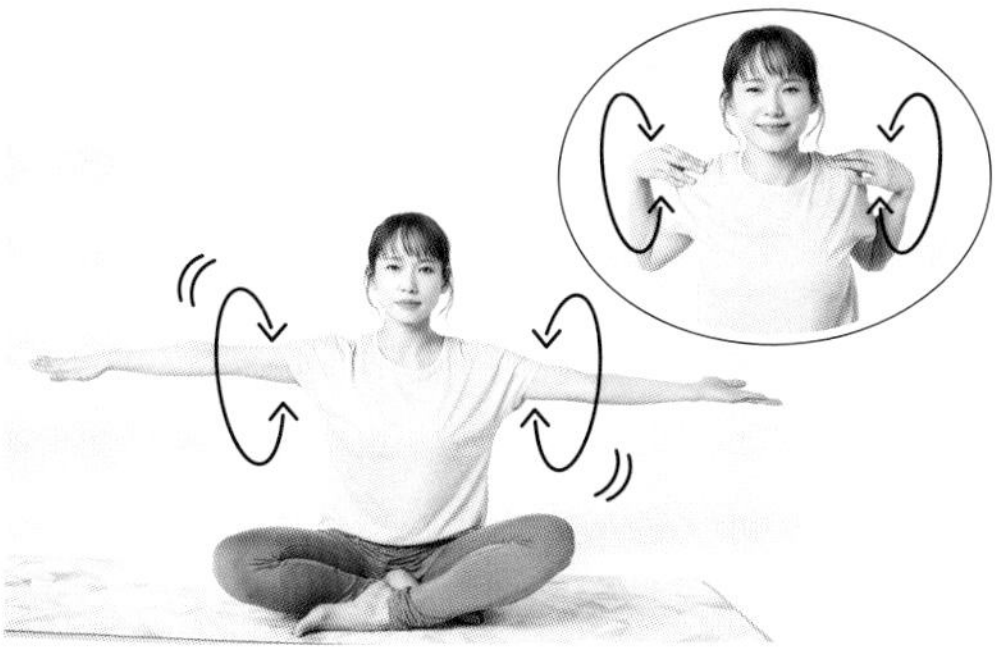

20 肩をぐるぐる回す＆手を伸ばしてブンブン

右手を右肩に、左手を左肩におき、肩を回す。前回し、後ろ回しを３～５回行う。その後、腕を大きく広げて、後ろに向かってブンブン振る。肩甲骨を寄せるイメージで。

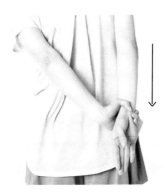

21 後ろで手を組み首を伸ばす

左手で右手首をつかみ、やや左前に首を傾ける。その後は反対に右手で左手首をつかみ、やや右前に首を傾ける。肩凝りの方にオススメ。

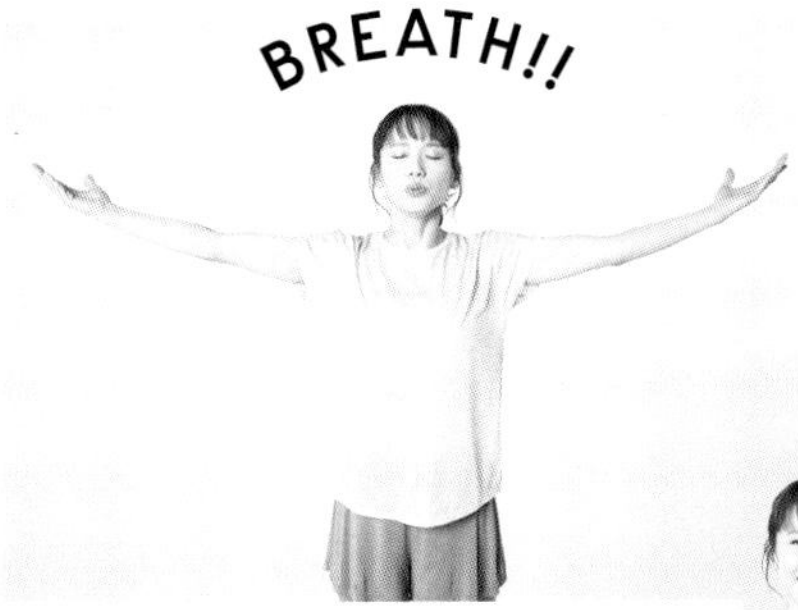

22 最後に深呼吸！

ソニンにとってこのストレッチはベットの上でのルーティン。たった10分で頭がすっきりして、毎日健やかに過ごせます。

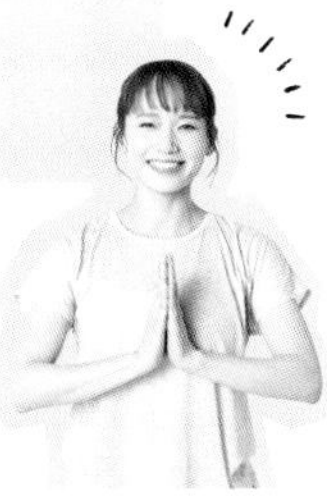

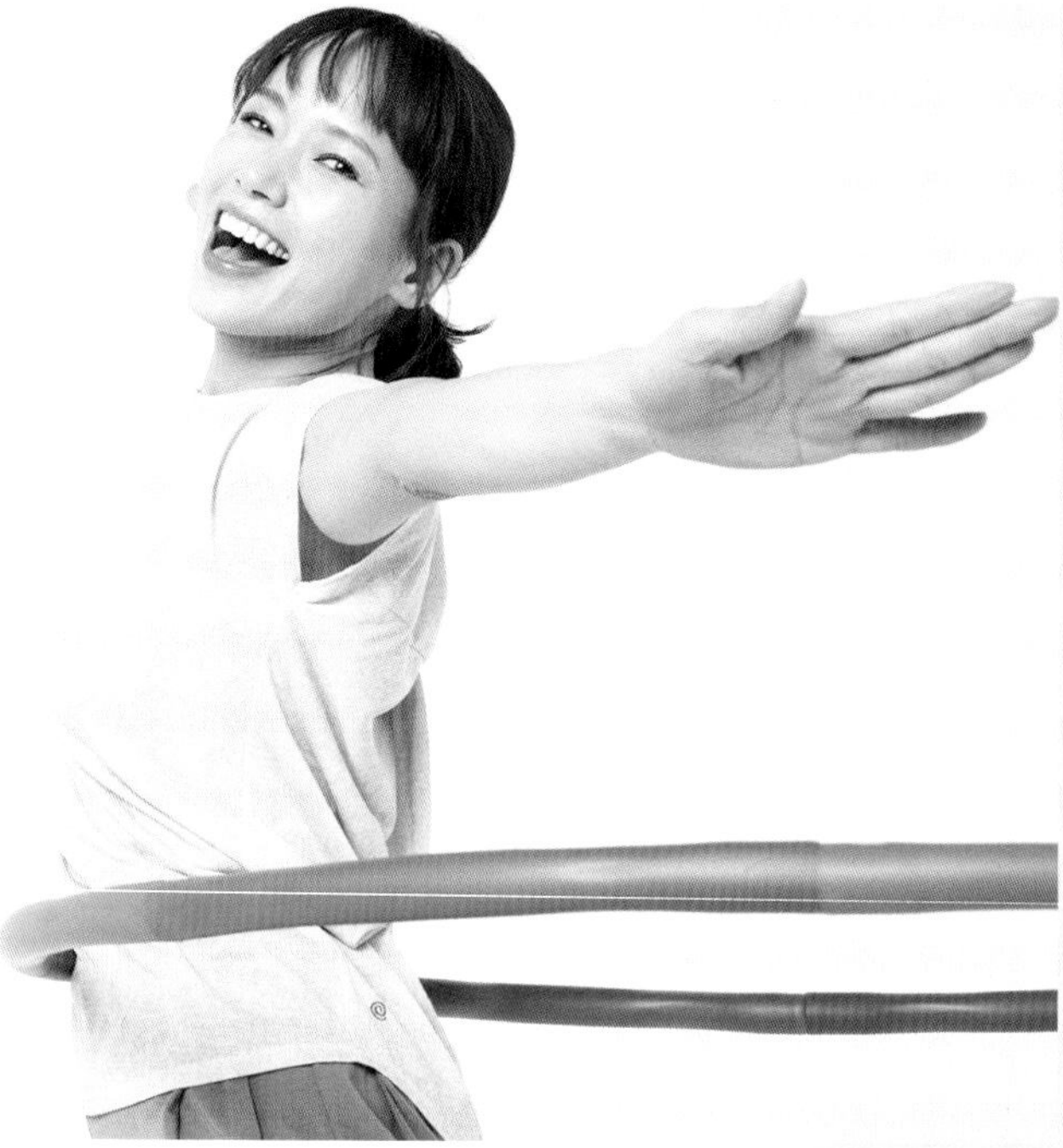

Hula hoop!!!

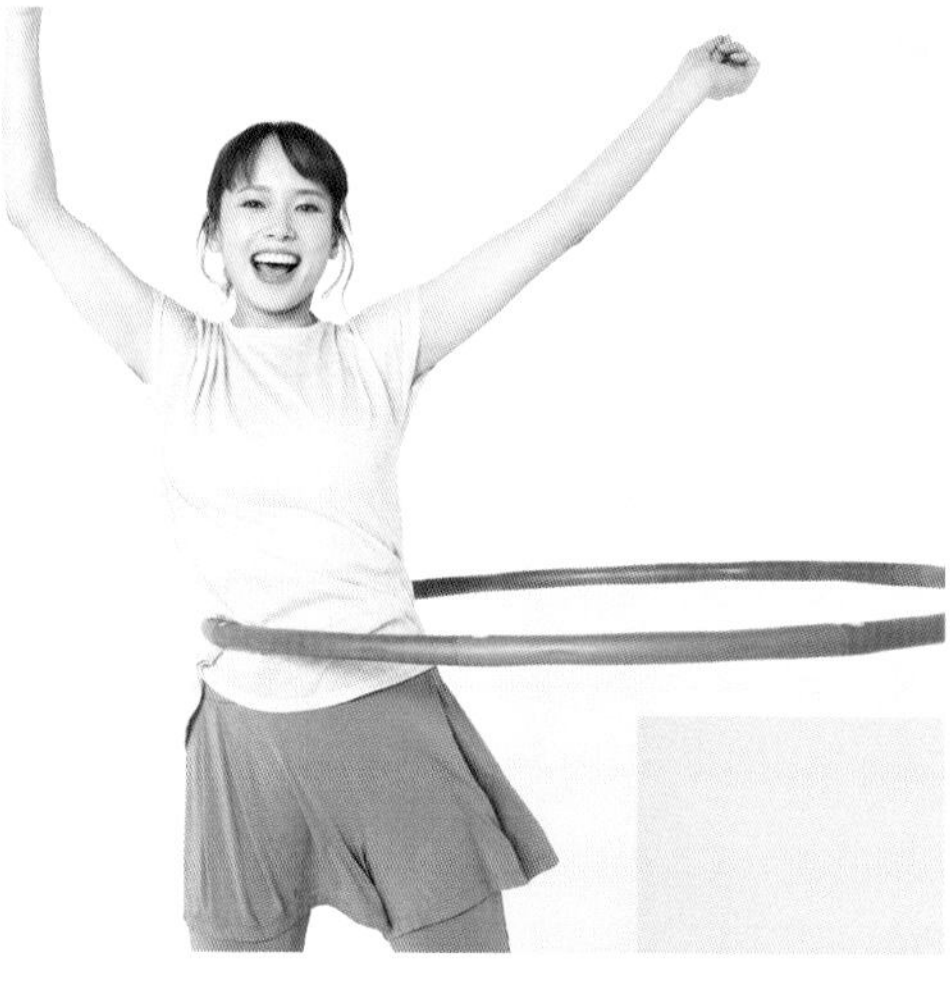

Kuru
Kuru

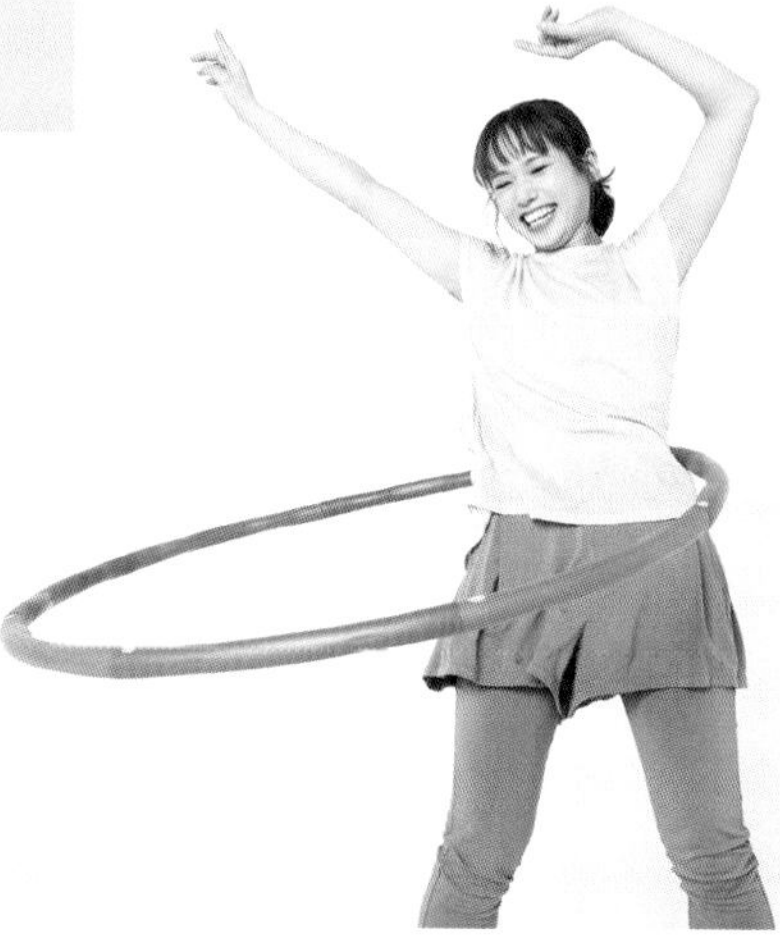

朝のルーティンの１つ「スマートフラフープ」。テレビを見ながら「左回り4分・右回り4分」。詳しくはP42のインタビューにて。

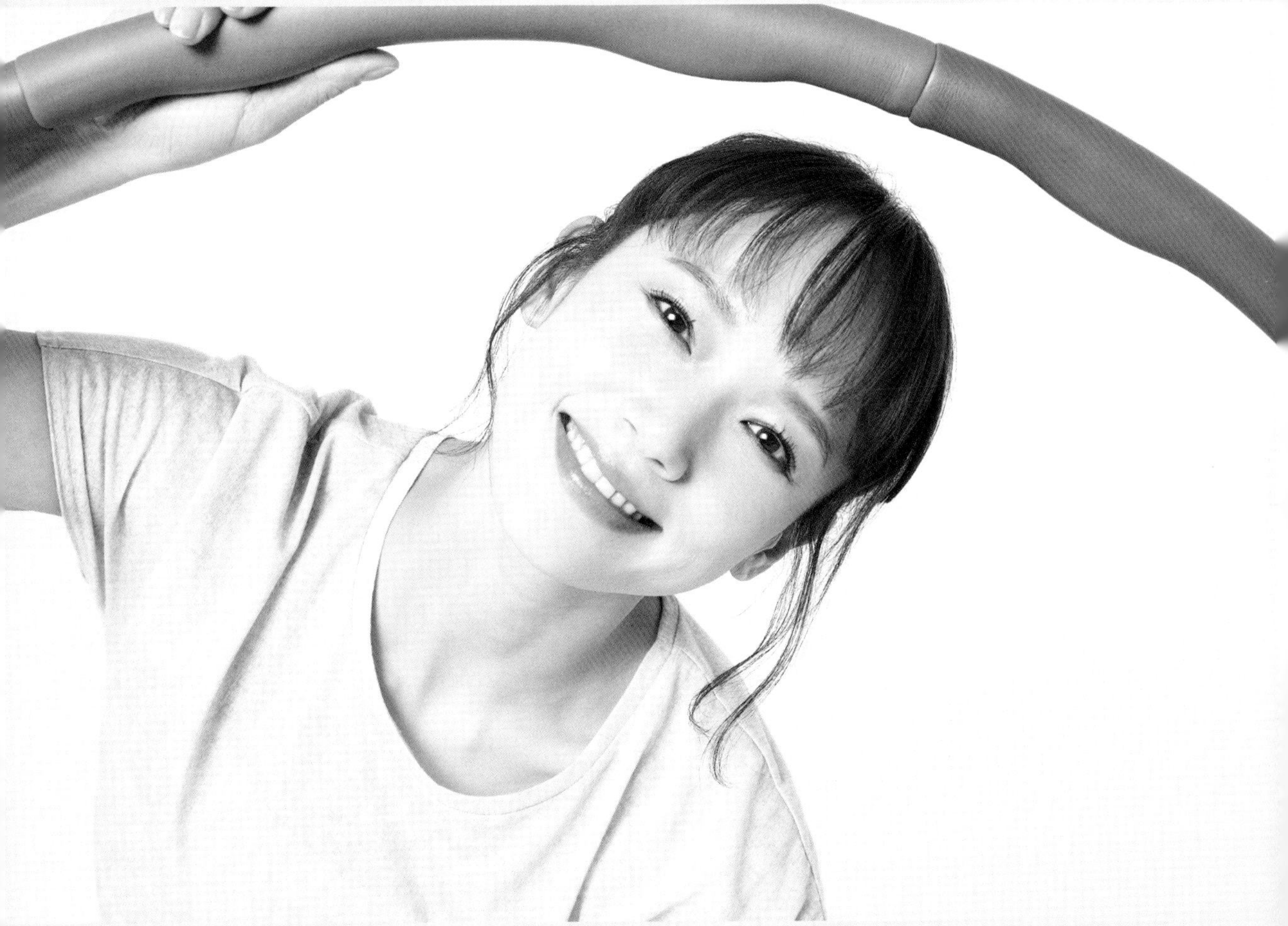

COLUMN

5

SONIM'S Necessities

［ ソニンの必需品 35 ］

ソニンの必需品を一気に紹介！
化粧品・トレーニンググッズ・
常備薬など愛用グッズを教えます♡

№／01

洗顔料

Ⓐ **ポア クレイ クレンザー** (ベアミネラル) 120ml／3,300円
Ⓑ **ピュアネス ジェル クレンザー** (ベアミネラル) 120ml ／3,300円
Ⓒ **パウダーウォッシュN** (スイサイ　ビューティークリア) 0.4g×32個／1,980円 (編集部調べ)

Aは角質がたまった時にパック感覚で使っているもの。Bは生理の前後など肌が敏感になる時期によく使っていますね。Cは酵素洗顔で、これも特別な時に使うことが多いかな。

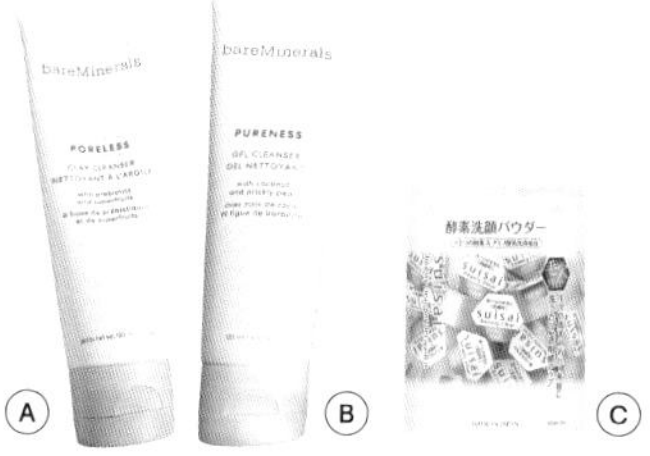

№／02

高濃度の原液

Ⓐ **セラミド200** 20ml／1,980円
Ⓑ **VC-20 ビタミンC誘導体** 10ml／3,520円
Ⓒ **発酵AHA** (フルーツ酸) **含有エキス** 10ml／1,760円
Ⓓ **トラネキサム酸**【医薬部外品】10ml／3,300円
Ⓔ **酵母エキス** 10ml／1,320円
(全てTUNE MAKERS)

私は普段、手作りの化粧水を使うことも多いんですけど、そこにこの原液をプラスして使ったりしています。肌トラブルに合わせて直接塗ったり、Aは化粧前のブースターとして使うこともあります。

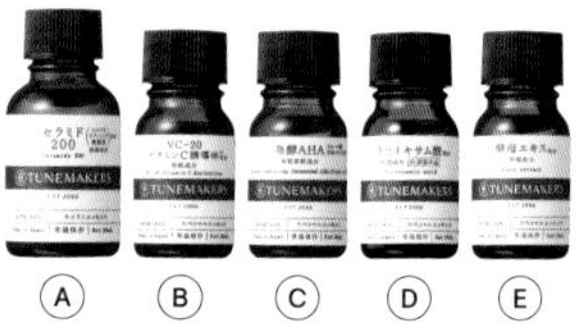

№／03

フェースパックシート

Ⓐ **オールインワンシートマスク グランエイジングケア** (クオリティファースト)32枚入りBOX／1,738円
Ⓑ **モイスト パーフェクトリッチマスク** (リッツ) 32枚／1,760円
Ⓒ **ドリームグロウマスク BL** (FEMMUE) 4袋入／4,620円
Ⓓ **I.P.I ライトマックス アンプルマスク** (メディヒール) 1枚／330円
Ⓔ **D:NAプロアチンマスクJEX** (メディヒール)1枚／356円
Ⓕ **究極水面膜マスクパック-緊緻-** (ユアンケアジャパン)4枚／5,280円
https://yuancarejapan.com/

パックは毎日じゃなくて、次の日に撮影がある日、乾燥がひどい日、そして公演期間中に使っています。これは持論ですが、その方が効果が上がる気がして。特別な時に使いますね。

※価格は変動する場合があります。

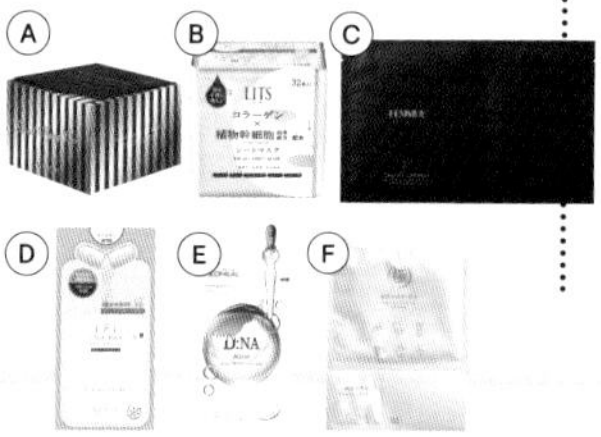

№／04

リップ

Ⓐ **リップカーム オリジナルシトラス** (ジョンマスターオーガニック)／1,650円
Ⓑ **ウルトラHDリップブースター** (メイクアップフォーエバー)／3,080円

Aは昔からずっと使っていて。無駄なものが入っていないし、香りもいいし、買いだめしています。Bは美容液とグロスの間みたいな使い心地。唇がプルプルになりますよ。

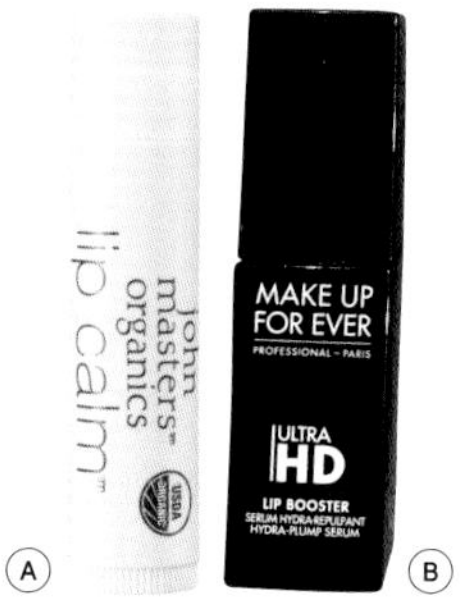

№／05

サプリメント

Ⓐ **ディアナチュラ 亜鉛** (アサヒグループ食品) 60粒／550円
Ⓑ **ディアナチュラ マルチビタミン** (アサヒグループ食品) 60粒／715円
Ⓒ **マイカインド オーガニクス ビタミンB12** (Garden of Life)スプレー 58ml／1,720円
Ⓓ **オメガ3 ビーガンDHA+EPA ビーガンソフトジェル** (SUN WARRIOR)60粒 ／3,636円
Ⓔ **Ideal Bowel Support** (理想のお腹サポート)299v 100億 ベジカプセル30粒 (ジャロウフォーミュラズ)／1,641円

CとDはヴィーガンが食事から摂りづらい栄養素なので毎日摂っていて、A、Bは意識的に、Eは毎日、健康管理のために飲んでいます。

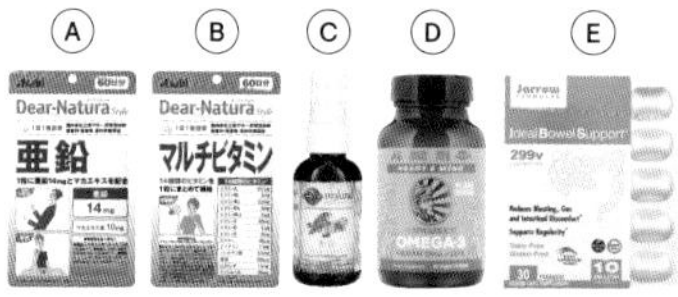

※価格は変動する場合があります。

P.22のiHerbへ

№／06

高麗人参のエキス

Ⓐ **紅参精エブリタイム ロイヤル**
10ml×30包／102,093ウォン

Ⓑ **高麗人参 活気力**
20ml×10本／27,000ウォン
（共に正官庄）

https://kgcshop.jp/

韓国に行った時に買いだめをすることが多いんですが、本当にこれは「体調がちょっと良くないな？」って時に飲むとすごく効くんです！ 同業者にもよく勧めていますね。

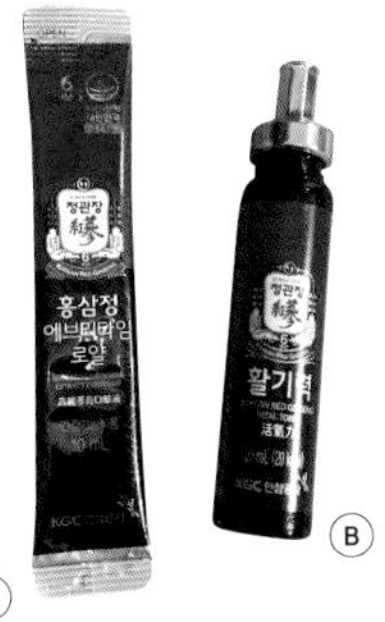

№／07

食用オイル

Ⓐ **maruta亜麻仁オイル**（太田油脂）180g／1,080円

Ⓑ **スポーツオーガニックMCTオイル**
（California Gold Nutrition）
946ml／2,850円

Aはオメガ３を摂るために食事に入れていますね。ココナッツや母乳に含まれる中鎖脂肪酸でできているBのMCTオイルは、すぐエネルギーになるので、脂肪になりにくいそう。

※価格は変動する場合があります。

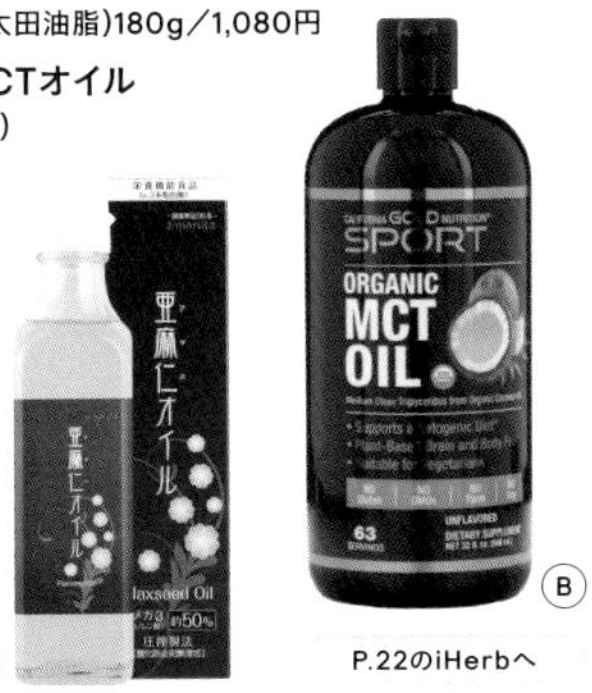

P.22のiHerbへ

№／08

ボディオイル

Ⓐ **マザーズ ボディオイル**
100ml／4,180円

Ⓑ **アルニカ マッサージオイル** 100ml／2,860円

Ⓒ **ホワイトバーチ ボディオイル** 100ml／4,180円
（全てWELEDA）

Aは本当はマタニティー用らしいんですが、お腹やお尻に使ったり、腕に使うとちゅるんとするんです。Bは筋肉痛や脚の疲れがある時に、Cは脚がむくみがちな時に使っています。

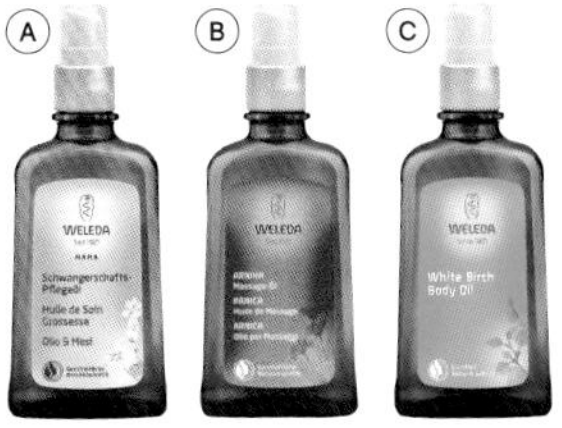

№／09

アロマ

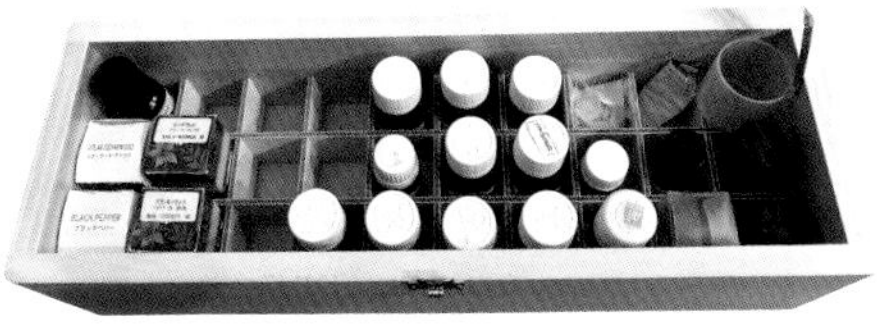

※本人私物

iHerbでまとめて買っているんですが、アロマは楽屋用、家用で使い分けているんです。写真は家用で、この木のケースは特注品。楽屋用の方が"一軍"で、お気に入りのものばかり入っています。

№／10

マスク

のどぬ～るぬれマスク（小林製薬）

Ⓐ **昼夜兼用立体タイプ（ハーブ＆ユーカリの香り）3セット／希望小売価格 440円**

Ⓑ **就寝用プリーツタイプ（無香料）3セット／希望小売価格 440円**

コロナ禍で皆さんマスクを着けるようになったと思うんですが、私はその前から、外出時は常にマスク。その中でも加湿のためにこれを愛用していて。Bは寝る時に着けています。

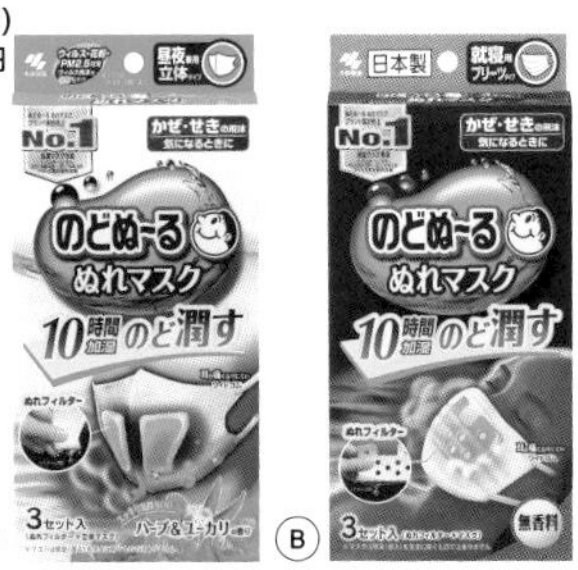

№／11

エアマッサージャー

Ⓐ **コードレス 骨盤おしりリフレ**
EW-RA79／オープン価格
実勢30,000円前後

Ⓑ **レッグリフレ**
EW-RA99／オープン価格
実勢50,000円前後
（共にパナソニック）

Aは骨盤用。鼠径部やお尻に効きますね。去年、私のデビュー20周年のお祝いに母がくれました。Bは長年使っています。足のむくみが解消できて、本当に気持ちいいんです！

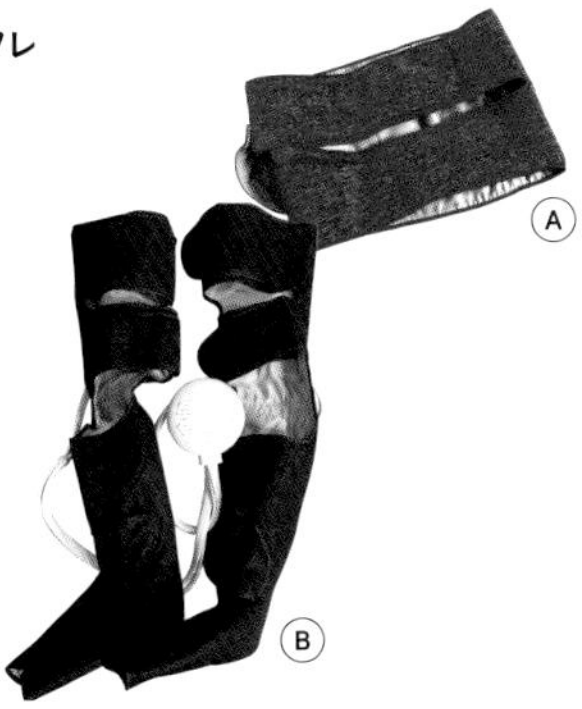

№/12

まつげ美容液

エターナルアイラッシュ
(RUBAN BLANC)
/4,378円

これを使い出してから、まつげが変わりました。まつげが長くなって強くなった感じ。朝起きた時、就寝前に使っています。

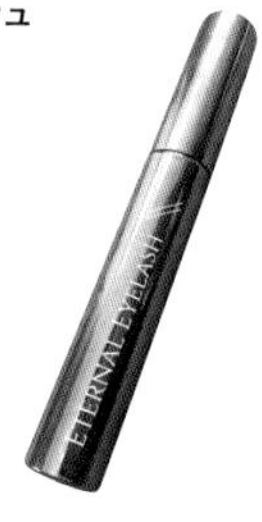

№/13

ヘアセラム

Ⓐ **2chic モイスト ヘアセラム** /2,750円
Ⓑ **フリッズビーゴーン スムージング ヘアセラム** /2,640円
(共にジョヴァンニ)

私の髪に合うヘアオイルをずっと探していたのですが、衝撃的な出合いをしたのがこれ。髪を乾かした後にしっとりまとまります。

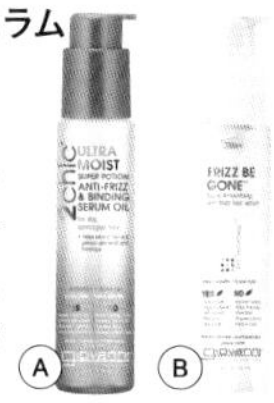

№/14

高濃度ビタミンCサプリメント

リポ カプセル ビタミンC (スピック)
1箱・30包入 (液状タイプ)
/7,920円

風邪を引きそうな時やしんどい時に飲むと、体調が崩れないのが特にうれしくて、愛用中です。仕事の現場でも勧めています。

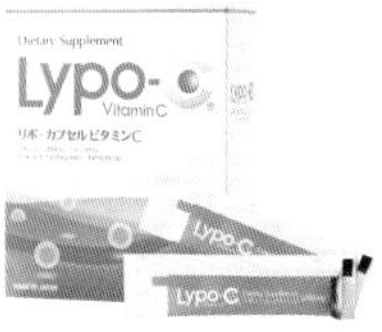

№/15

ボディスクラブ

ボディ スムーザー RF ローズ&フラワーの香り
(HOUSE OF ROSE) 350g/1,650円
※香りは期間限定のもので現在は販売終了しています

本当に昔から使っていて、撮影前や特別な日の前には必ず使います。どの香りもいいんですが、ローズのものが一番好き。

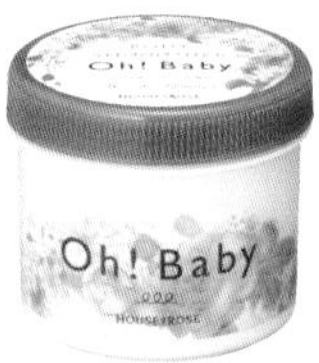

№/16

ピーリングジェル

ピーリングジェルN
(スパネイル)
150mL/ 1,936円

顔・手に使える洗顔ジェル。ネイルサロンで教えてもらったんですが、ちゅるちゅるになります。撮影前の必需品ですね。

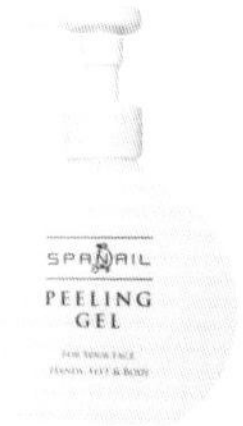

№/17

うがい用塩

アルペンザルツ
(SKWイーストアジア)
500g/756円

私は鼻うがいをするので、塩水がよくて。これは量が調整しやすくて、いいお塩を贅沢に、うがい用に使っています(笑)。

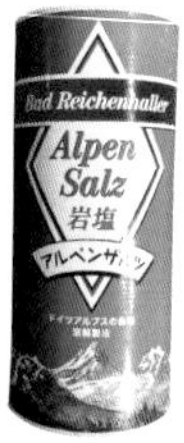

№/18

ネックウォーマー

※本人私物

寝る時用、稽古場用、楽屋用…など、用途に合わせてたくさん持っています。歌を歌う前に、首が冷えないようにしています。

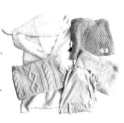

№/19

テニスボール（マッサージ用）

※本人私物

これは靴下にテニスボールを2つ入れているもの。ボールの位置を変えられるから、背中、腰、肩…どこでも使えるんです。

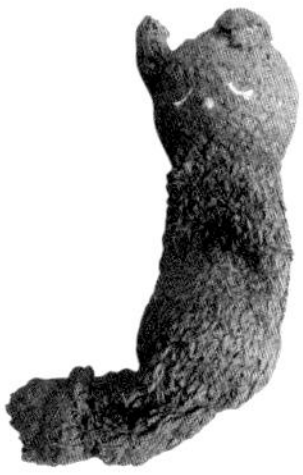

№/20

マッサージローラー

3DマッサージロールMR-001
(ドクターエア)
/希望小売価格 9,981円

本番前に体をほぐすのに使っているマッサージ器。本体がボコボコして振動するもので、これで全身、筋膜リリースできます。

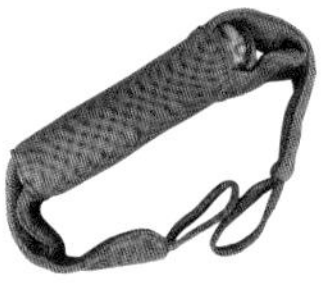

№/21

ReFaのコロコロ

ReFa (MTG)/
※本人私物

写真以外にも、本当にたくさん持っていて。暇さえあればコロコロ(笑)。左は使うとポカポカして、歌う前にいいんです。

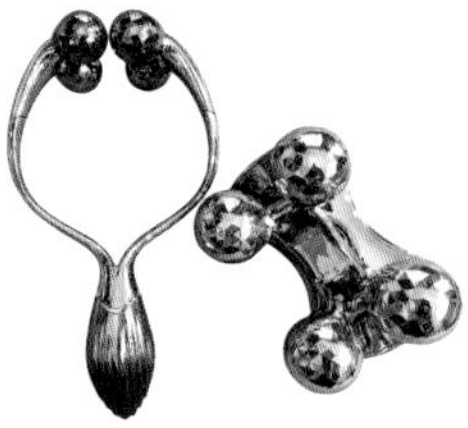

№/22

重り付きバランスボール

FiNCウェルネスボール
(FiNC Technologies)
/7,990円

下の方に重りが付いていて安定するし、筋トレや骨盤調整にもいいんです。外出自粛期間中、買って良かったって思いました。

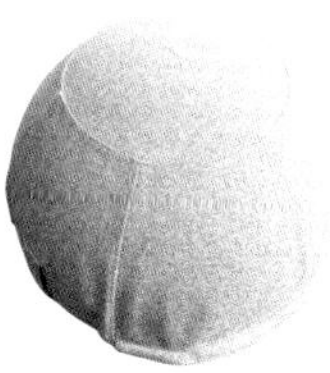

№/23

筋トレ用のボール

※本人私物

顔より少し大きいくらいのサイズで、空気を入れ過ぎずに使っています。内転筋を鍛えるのに太ももに挟んで筋トレします。

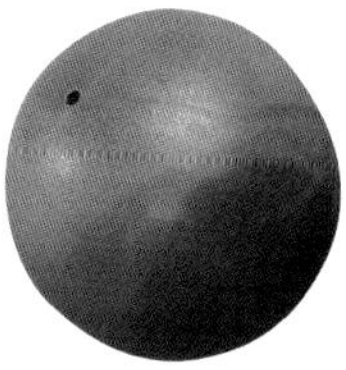

№／24

フラフープ

※本人私物

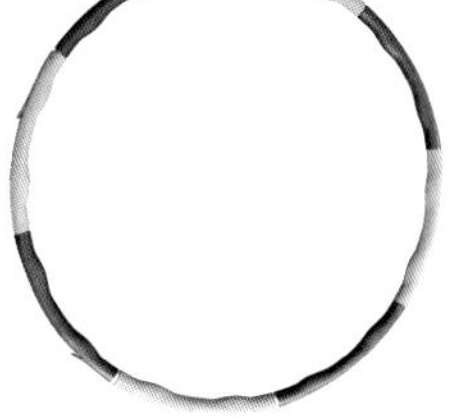

ダイエットのために筋肉を揺らさないといけないと聞いたので。外出自粛期間中は毎朝、10分1セットをこなしていました。

№／25

足底筋を鍛えるゴムチューブ

※本人私物

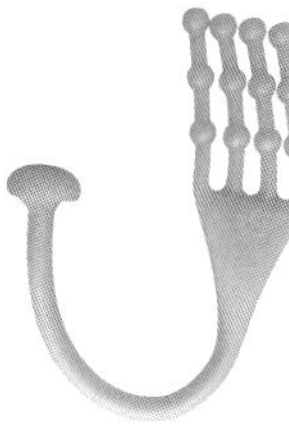

私、足底筋が弱いらしくて。これを足の指に挟んで鍛えているんですが、鍛え始めたら、足裏をつることがなくなりました。

№／26

背中用紐ゴムチューブ

※本人私物

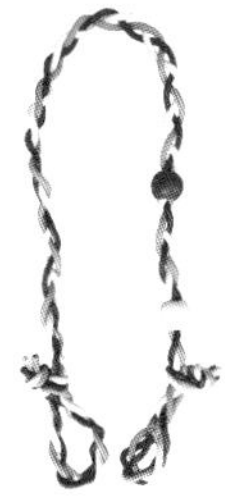

トレーニング用のゴムで合うものがなかなかない中、たどり着いたもの。ボールが動くので、呼吸を整えるのにも使えます。

№／27

100% UVカットの日傘

※本人私物

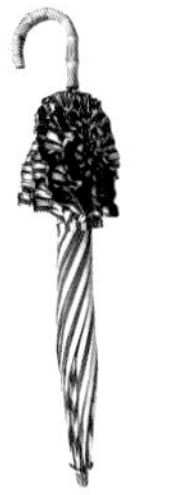

日よけ用の傘。どこかに置き忘れたり、海外でも何回かなくしているんですが、戻ってくるんです。もう10年は愛用中。

№／28

アームカバー

※本人私物

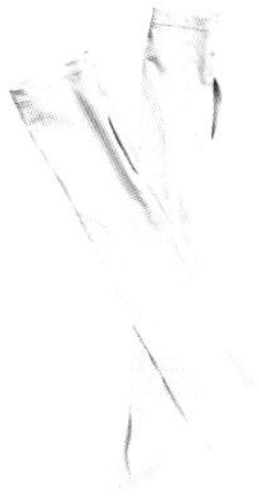

日よけはもちろん、夏の観劇など会場の冷房で体が冷えた時、何か一枚羽織るより、かさばらず持ち歩けて、重宝しています。

№／29

着圧ソックス

※本人私物

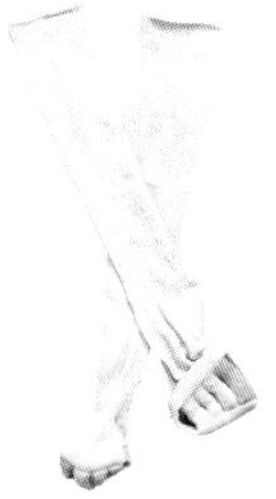

これもいろんな種類を持っています。特に、公演でヒール靴を履いた時に、5本指タイプのものを夜に履くと疲れが取れるんです。

№／30

かゆみ止め

ウナコーワエースＬ
［第二類医薬品］（興和株式会社）30ml
／オープン価格

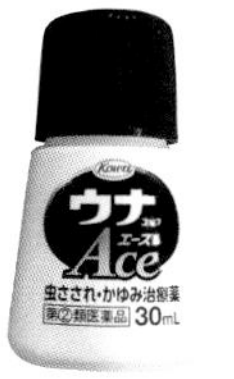

かゆいところをかくと痕ができやすい体質なので、特に夏は欠かせません。かゆいと思ったら、すぐ塗るようにしています！

№／31

皮膚炎症止め

ロコイダン軟膏
（クラシエ薬品）16g
／希望小売価格 1,650円

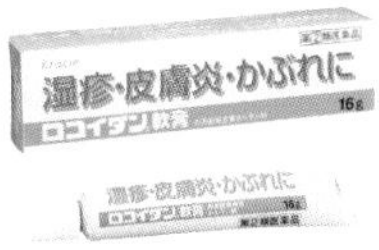

この"ロコイダン"がすごく私の肌に合うらしくて。にきびやできものができた時は、これを患部に塗ると、すぐ治ります。

№／32

口閉じ用のテープ

スキナゲート™メッシュ
（ニチバン）
25mm×7m／495円

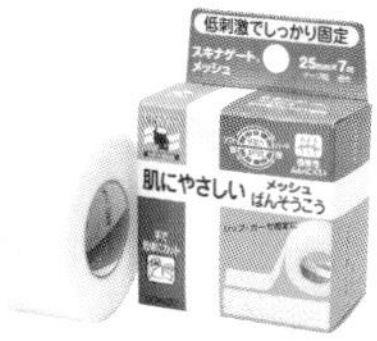

マウステープとして売られているわけではないんですが、毎日これを口に付けて寝ています。コスパの良さも魅力ですね。

№／33

キズパワーパッド

バンドエイド キズパワーパッド各種
（ジョンソン・エンド・ジョンソン）
／オープン価格

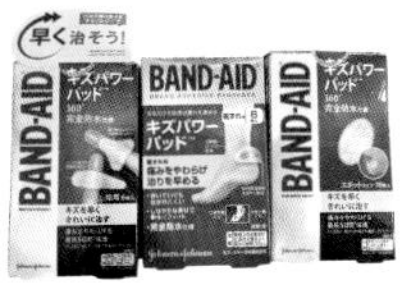

うちの薬箱は半分キズパワーパッドなんじゃないか？ってくらい常備しています。靴擦れができた時もすぐに貼りますね。

№／34

青あざを改善する薬

アットノン アオキュア
［第二類医薬品］（小林製薬）
5g／希望小売価格 1,430円

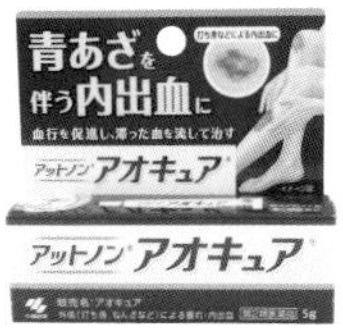

青あざができやすいんですが、仕事柄、脚を出すことも多いので。塗るとあざが治りやすくなるから、よく使っています。

№／35

低反発のスニーカー

スケッチャーズ
※本人私物

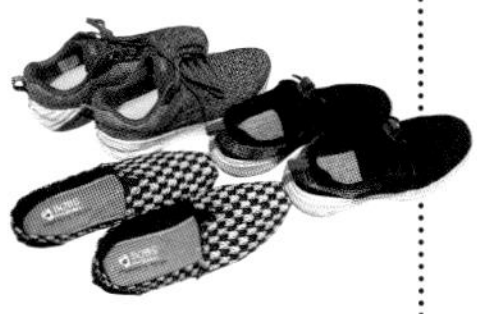

これは全部、スケッチャーズのもの。足底が低反発になっていて、歩きやすいんです。デザインもどれもかわいくてお気に入り。

 ※価格は全て税込です。

Difficulty of cooking ★★★ 上級

Sonim's Original Vegan Recipe

№001

試行錯誤を
重ねて
生み出した！

ヴィーガンキムチ

材料　約1000g分

白菜 ……… 1／2玉（約1000g前後）
ダイコン ……… 10cmほど
ニンジン ……… 1／2本
ニラ ……… 3-4束ほど
昆布 ……… 10-20cm
塩 ……… 40g

唐辛子ペースト

★タマネギ ……… 1／2個
★柿 40g、デーツ20g（もしくは干し柿 20g、デーツ20g）
★100%りんごジュース ……… 25g
★ニンニク ……… 20g
★ショウガ ……… 20g
★甘酒（濃縮タイプ）……… 40g
★塩麹 ……… 40g
★オリゴ糖シロップ ……… 20g
韓国唐辛子 ……… 45-60g（辛さの好みに合わせて）

作り方

1. 白菜、ダイコン、ニンジン、ニラを一口サイズに切って水洗いをする。昆布は細切りに。
2. ボウルに白菜と塩を全体に行き渡るよう混ぜ合わせ、重石を乗せて、半日ほど水抜きをする。
3. ボウルに水を溜めて、**2.** を洗う。数回水を替えながら洗う。食べてみて、しょっぱくない程度の塩分が残るまで。
4. **3.** を硬く絞ってボウルに入れ、さらにキッチンペーパーなどで押さえてできる限り水分を除く。
5. ★を全てブレンダーでペーストになるまで混ぜる。
6. 白菜以外の野菜と昆布に、**5.** と韓国唐辛子を入れて、全てがまとまるまで混ぜる。食べてみて、甘みが足りなかったら甘酒かオリゴ糖、塩味が足りない場合は塩麹か塩で調整。
7. ゴム手袋を使って **4.** の白菜と **6.** を混ぜ合わせ、保存袋に入れる。

SONIM'S POINT

常温で夏は半日、冬は1日置きます。
保存はチルド室で。酸化せず長くおいしくいただけます。

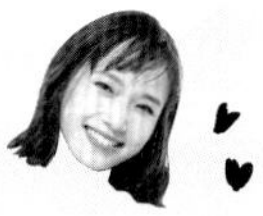

Sonim's Original Vegan Recipe №001 / ヴィーガンキムチ

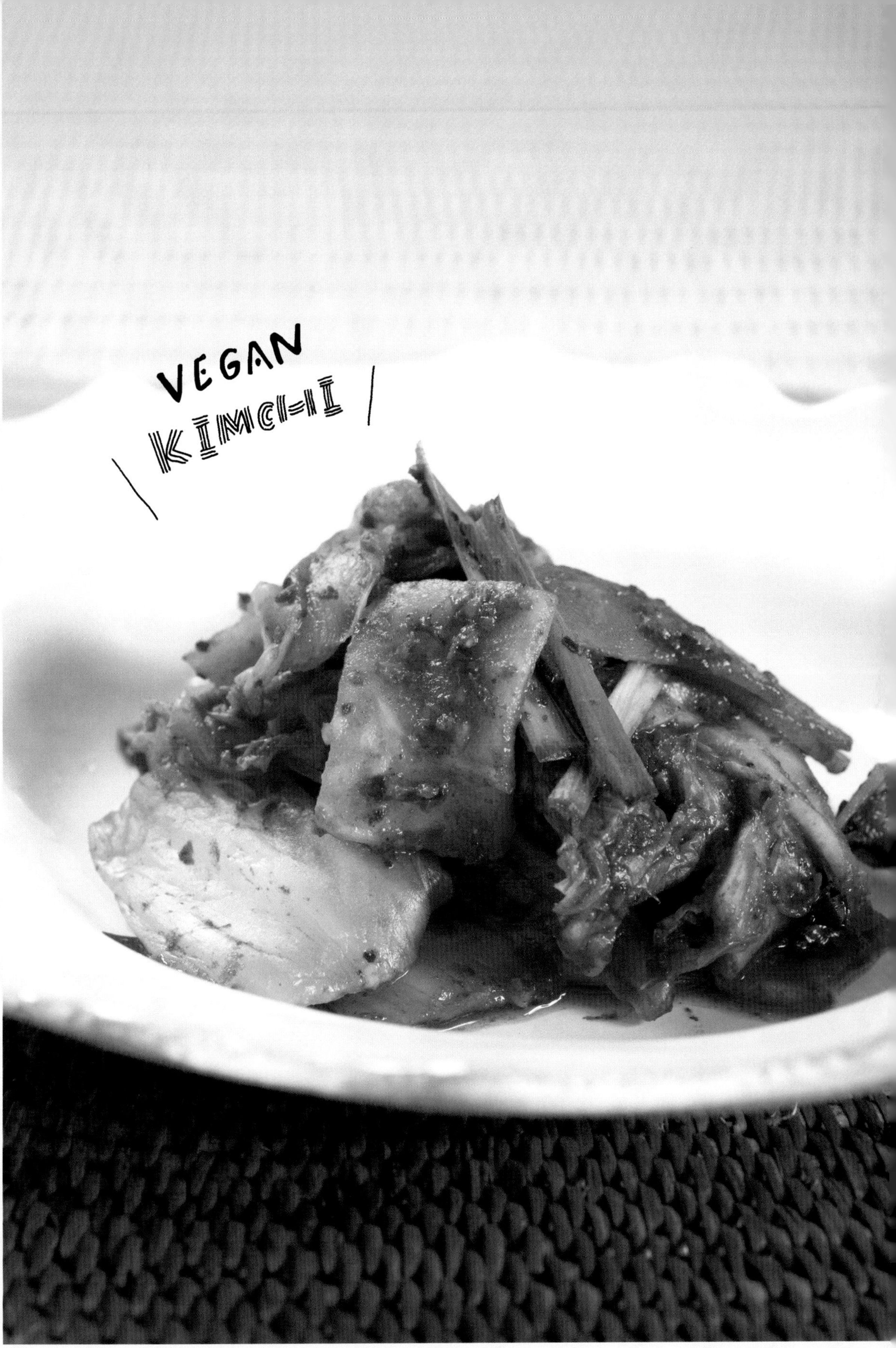

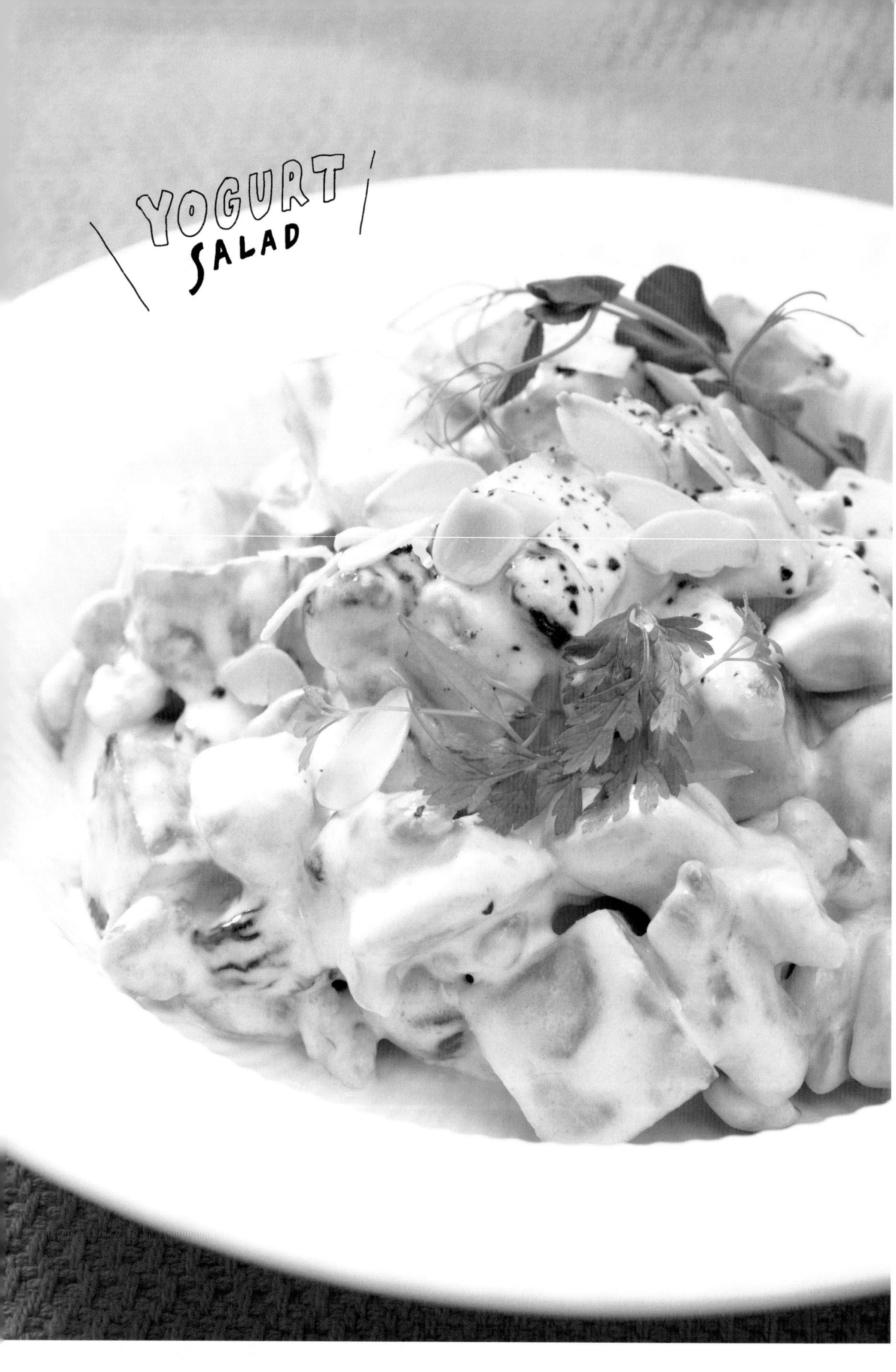

Sonim's Original Vegan Recipe №002 / カボチャとアボカドのヨーグルトサラダ

Difficulty of cooking ★☆☆ 初級

Sonim's Original Vegan Recipe

№002

2018年の
誕生日イベントで
作りました！

カボチャとアボカドのヨーグルトサラダ

材料　**2人前**

★カボチャ………… 150g
★シメジ………… 50g
★アボカド………… 50g
★レーズン………… 大さじ１と１／２
★クルミ………… 大さじ２
豆乳ヨーグルト………… 70g
豆乳マヨネーズ………… 大さじ２
塩………… お好みで少々
黒胡椒………… 少々
アーモンドスライス………… 適量

作り方

1. カボチャは2cm角にカットして、電子レンジ600Wで３分ほど加熱し、
竹串が通るほどにしておく。
2. シメジは電子レンジ600Wで40秒ほど加熱した後、水分をキッチンペーパーで拭き取っておく。
3. アボカドはカボチャと同じ大きさにカットしておく。
4. クルミを粗く刻む。
5. 豆乳ヨーグルトと豆乳マヨネーズを混ぜ合わせておく。
6. ボウルに★と **5.** を全て入れて混ぜ合わせる。
7. お好みで塩を少々加え整える。
黒胡椒をふりかけ、アーモンドスライスをトッピング。

SONIM'S POINT

6. の混ぜ合わせる時は、
カボチャとアボカドがペーストにならない程度に。

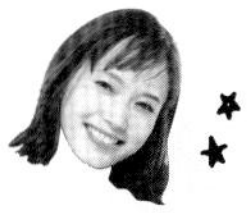

Difficulty of cooking ★★★ 上級

Sonim's Original Vegan Recipe

№003

—
NYで食べていた
思い出の味に近い
ベストフムス
—

絶品クリーミーフムス

材料 4人前

ひよこ豆（乾燥）	200g	●ニンニク	2～3かけ
重曹	小さじ1	●レモン汁	大さじ4
塩	大さじ1	●ごまペースト	160cc
★タマネギ	1／2個	クミンパウダー	小さじ1-2
★ニンニク	ひとかけ	オリーブオイル	適量
★重曹	小さじ1	パプリカパウダー	お好みで
★塩	小さじ1	パセリ	お好みで
★ローリエ	1枚		

作り方

1. ひよこ豆と、重曹、塩を大きめの容器に入れて、水を豆の高さの2倍以上まで注ぎ入れ、よくかき混ぜてから、6-12時間寝かす。（※夏場は冷蔵庫に）
2. **1.** を、水でといでザルに上げる。
3. タマネギは半分に切り、ニンニクは皮をむく。
4. **2.** と、★を鍋に入れ、そこに材料が全てかぶるほどの水を入れ、強火にかける。途中水分が減ったら水を足す。
5. 沸騰したらアクを取り除く。アクを取り除いた後は、弱火～中火で30~40分煮る。
6. ●を全てフードプロセッサーにかけてペースト状にする。
7. 茹で上がった **5.** をザルに上げる。この時の煮汁はボウルに受けるなどして取っておく。**6.** のフードプロセッサーに、ザルに上げたひよこ豆だけを入れ、煮汁を少しずつ加えながら（※100-200ccほど）、お好みの硬さにペーストしていく。
8. 仕上げにクミンパウダーを入れて、塩で調整。
9. 器によそったら、オリーブオイルをたっぷり、表面が全てかぶるように上からかける。
10. 数回に分けて食べる場合、都度オリーブオイルをかけて、表面が乾燥しないように保存する。
11. 飾りで、パプリカパウダーやパセリをトッピングすると見栄えが良い。

SONIM'S POINT

ひよこ豆の水煮を使う場合は、
ひよこ豆固形量400g以上で作るのがオススメ。
5. で煮過ぎてひよこ豆がグジュグジュに崩れないように注意してください。
ペーストの状態はカスタードクリームくらいの柔らかさがオススメ。

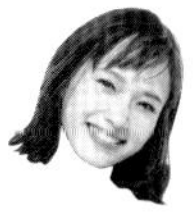

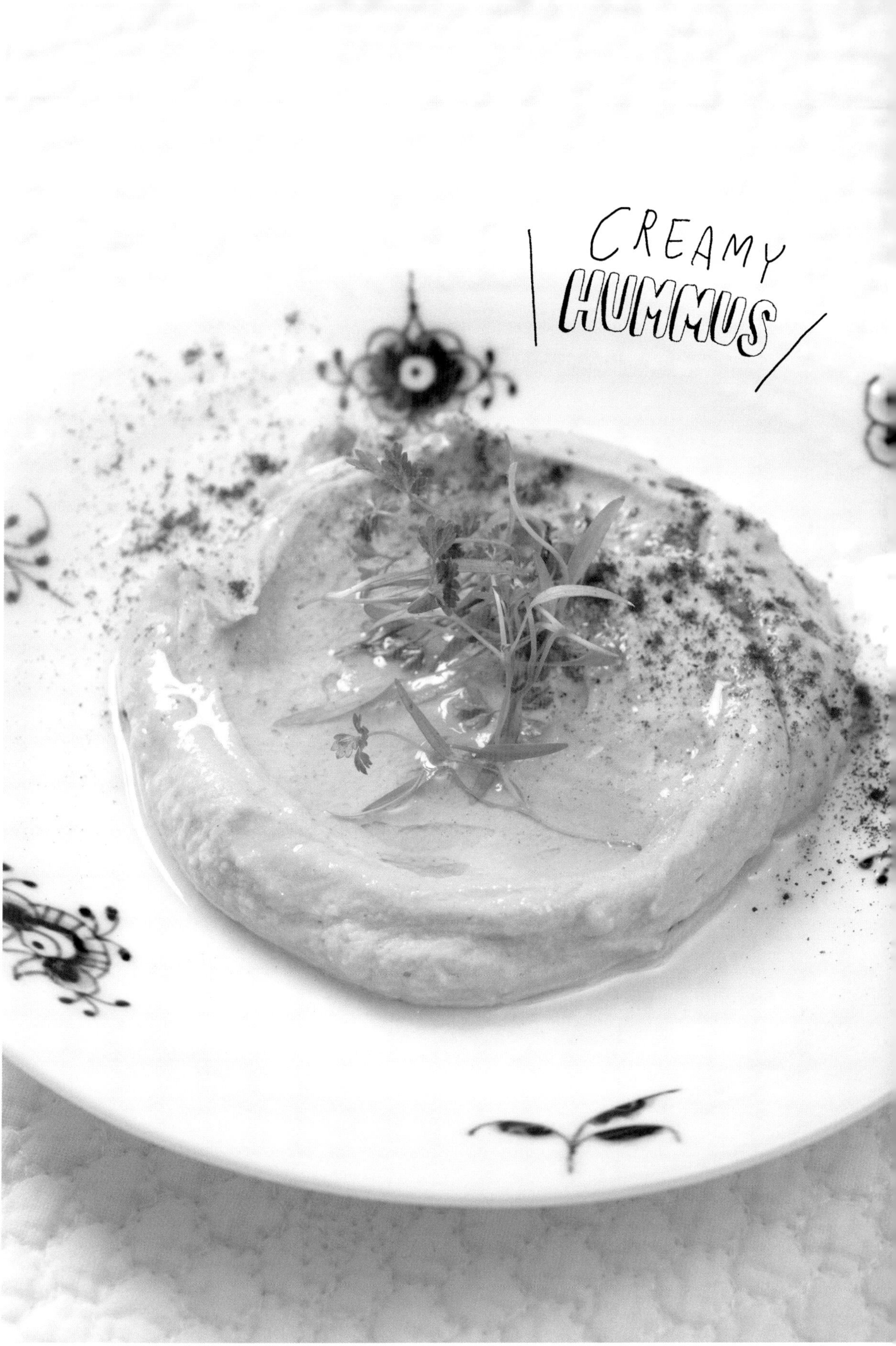
CREAMY
HUMMUS

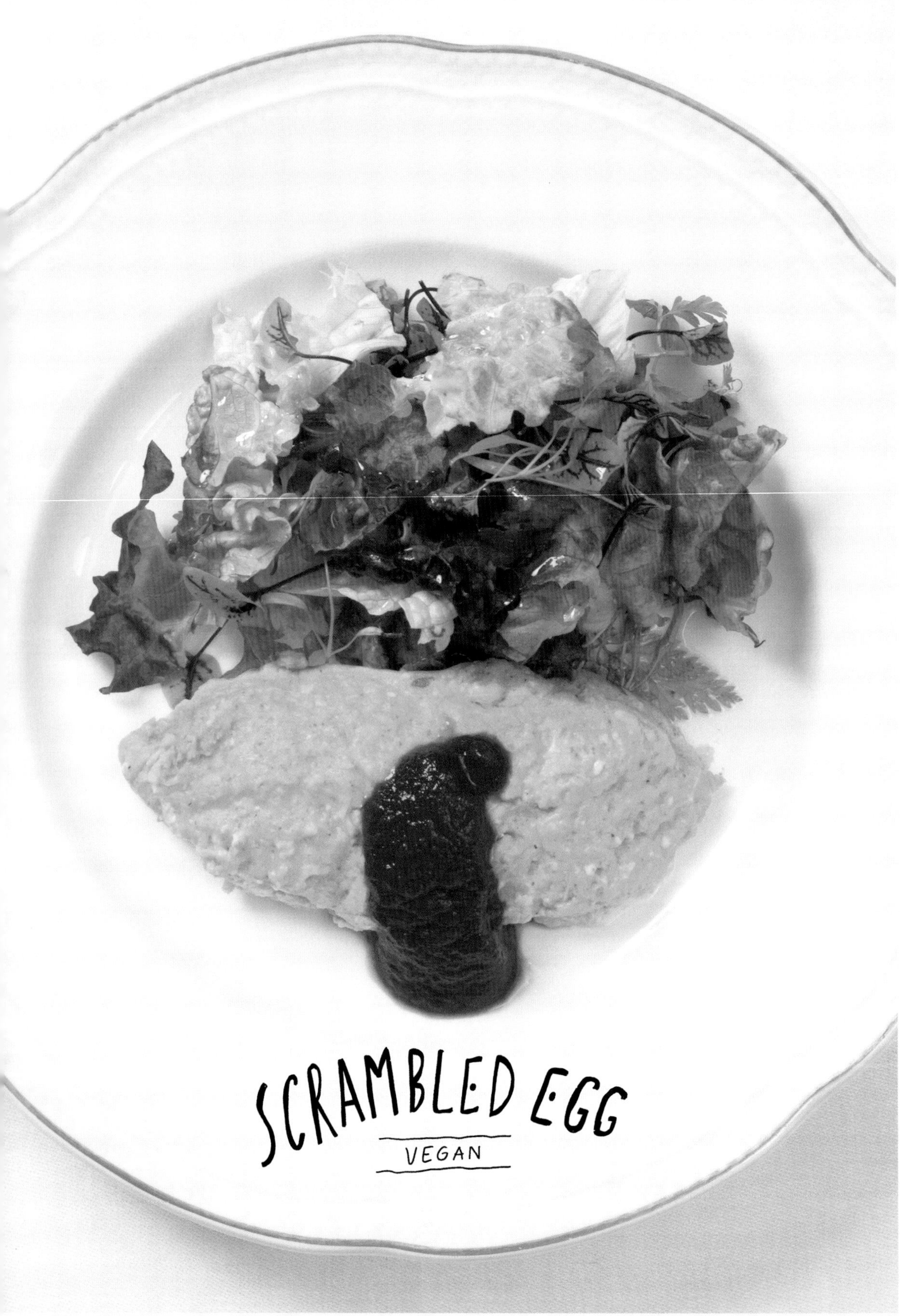

SCRAMBLED EGG
VEGAN

Difficulty of cooking ★★☆ 中級

Sonim's Original Vegan Recipe

№004

私流スクランブル。
おいしいので、よく
朝食に作ります

ヴィーガンスクランブルエッグ

材料 1人前

湯葉	50g
絹豆腐	50g
ターメリック	小さじ1／2
野菜コンソメ	小さじ1／2
豆乳	大さじ1
くず粉(片栗粉でも代用可)	小さじ1
サラダ油	大さじ1／2
塩	適量
黒胡椒	適量
ケチャップ	お好みで

作り方

1. 10-20cmのフライパンを中火に熱し、サラダ油を敷いたら、湯葉を入れ、絹豆腐は軽く手で潰しながら入れ、弱火〜中火で炒める。

2. **1.** が混ぜ合わさったら、ターメリックと野菜コンソメを入れ、全体が均等に黄色になるまで箸でよく混ぜ合わせる。味をみて、好みで塩、黒胡椒で味つける。

3. 豆乳で溶かしたくず粉を、**2.** に少しずつ流し入れ、自分の好みの硬さまで水分を飛ばすようにかき混ぜつつ、形を整えながら加熱する。

4. 皿に盛り、好みでケチャップを添えたら出来上がり。

SONIM'S POINT

くず粉と豆乳の量は、お好みで。
油が卵のまろやかさを出すので、表記より多くても◎。

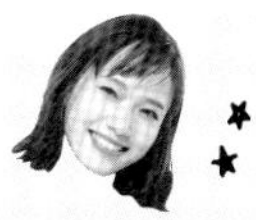

Difficulty of cooking ★★★
上級

Sonim's Original Vegan Recipe

№005

1から編み出した
NYスタイルの
コーンブレッド

グルテンフリーコーンブレッド

材料　**パウンド型パン（幅 22㎝・奥行き 8.7㎝・高さ 6㎝）の分量**

★グルテンフリー粉 …… 100g（※）
★玄米粉（米粉）………… 33g（※）
（※印2つの代わりに小麦粉133gで代用可）
★キサンタンガム ……… 小さじ1／3
（ない場合は片栗粉）
★コーンフラワー ……… 40g
★ベーキングパウダー… 小さじ1と1／2
★ベーキングソーダ …… 小さじ3／4
★塩 ………………………… 小さじ1／5

●アップルソース ……………………………………… 17g
（りんごのすりおろしの果肉のみでも代用可）
●コーン …………………………………………………… 65g
●メープルシロップ …………………………………… 55g
●ココナッツミルク …………………………………… 20g
ココナッツオイル ……………………………………… 30g
菜種油（またはサラッとしたクセのない油）……… 35g
フラックスシード（粉状／チアシードで代用可）…… 小さじ1
熱湯 ………………………………………………………… 大さじ1
豆乳などの植物性ミルク …………………………… 80g
お酢 ………………………………………………………… 小さじ2
コーン（最後に混ぜ合わせる分）………………… 85g
バニラ・エクストラクト …………………………… 小さじ1／3
ディル（飾り用）………………………………………… 適量

作り方

1. オーブンを 190℃に予熱する。
2. 豆乳などの植物性ミルクとお酢を混ぜ合わせておく。
3. フラックスシードと熱湯を混ぜ合わせておく。
4. 冬場ならばココナッツオイルを温めて、液状にしておく。
5. ●をブレンダーで液状になるまで混ぜる。
6. ボウルに液状の **5.** を入れ、そこに★を振るい器で振るい入れて、ゴムベラでさっくり混ぜる。
7. ココナッツオイルと菜種油を **6.** に入れ、さっくり混ぜる。
8. **2.** と **3.** を **7.** に入れ、さらにさっくり混ぜる。
9. **8.** にコーンと、バニラ・エクストラクトを入れ、さっくり混ぜ合わせたら、型に流し込む。
10. トントンと机の上に型を数回落として空気を抜く。
11. ディルを全体に散らばるように上にトッピングし、オーブンで 40 分焼く。

SONIM'S POINT

焼き上がりの確認は、竹串で刺して、
ねっとりした生地がつかなかったらOK。
ディルはオプションですが、いい仕事をするので手に入ればぜひ！

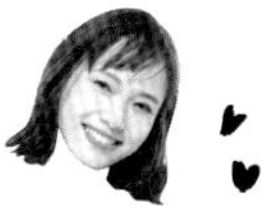

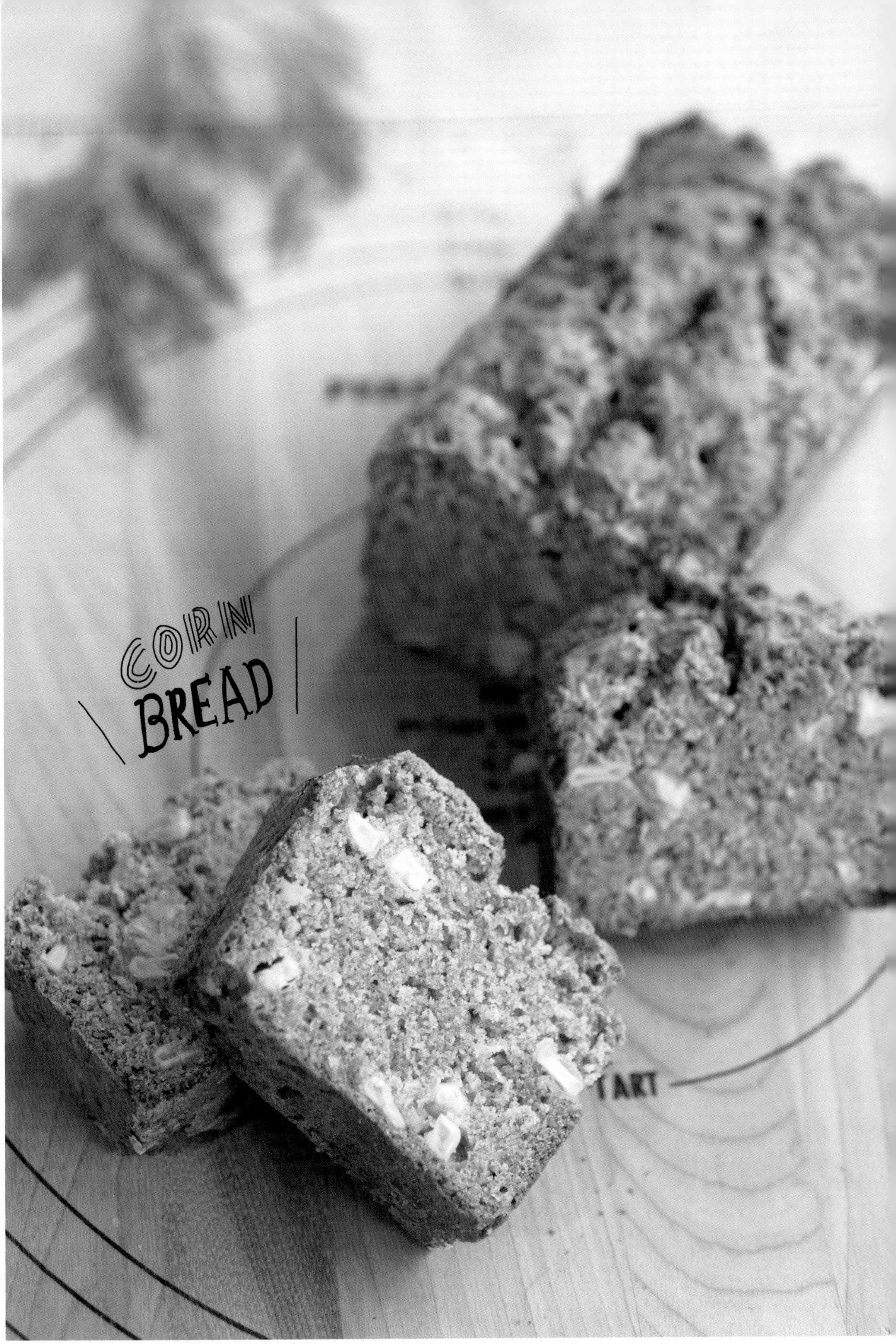
CORN
BREAD

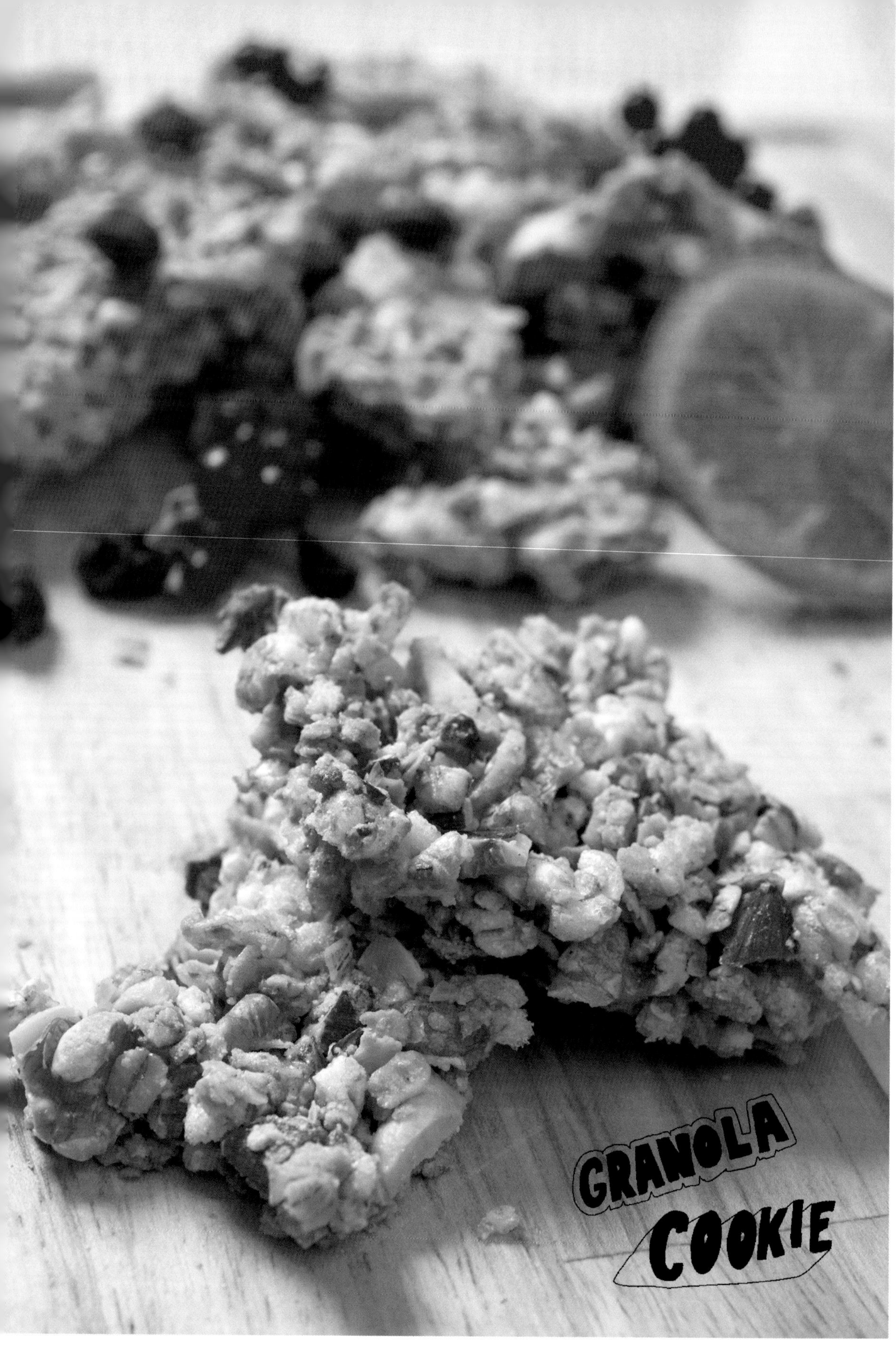
GRANOLA
COOKIE

Difficulty of cooking ★★☆ 中級

Sonim's Original Vegan Recipe

№006

何度も研究を
重ね、たどり着いた
黄金のレシピ

グラノーラクッキー

材料　**天板1枚分**

★オーツ麦（オートミール）……70g
★玄米ぽん……30g
（なければオーツ麦100gでも可）
★ナッツ……90g
★粉類……15g

例）アーモンドプール10g+そば粉5g／そのほかココナッツファインや玄米粉などお好みで

※紅茶の葉や抹茶、ココアパウダーなどを粉類に合わせるとフレイバーになる。その場合、その分を差し引いた粉を加える。紅茶5gならば他の粉類10g

●ココナッツオイル……20g
●玄米水飴……20g
●メープルシロップ……70g
（水飴がない場合、ココナッツオイルとメープルシロップをそれぞれ10gずつ増やす）
◇塩……ひとつまみ
◇バニラ・エクストラクト……小さじ1

作り方

1. オーブンを170℃に予熱する。
2. ●をフライパンで火にかけ、溶けてブレンドできたら、★を加え、よく絡める。
3. **2.** に◇を加えて整えたら、オーブンシートを敷いた天板に入れる。
4. **3.** を平たく押し固めながら伸ばす。
5. オーブンで15分ほど焼く。
6. 粗熱が取れて固まったら、好みの大きさに手で割る。

SONIM'S POINT

ナッツは、アーモンドやクルミが香ばしくてオススメ。カシューナッツも
甘みが出るので、プラスするのも良い。パンプキンシードもオススメ。
夏場は食品用乾燥剤と一緒に保存してください。

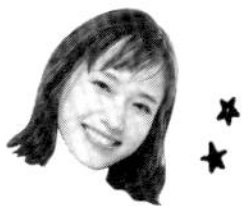

▶「SonimOfficialTube」で料理動画も公開中！

【ソニン】ダイエットにおすすめ|黄金比のオリジナルレシピ
【最強】軽食編を大公開!!!【料理動画】VEGANグラノーラで手軽にダイエット

Difficulty of cooking ★☆☆ 初級

Sonim's Original Vegan Recipe

№007

超簡単！
食べたい時に
すぐできる！

なんちゃってヴィーガンキャラメルソース

材料

メープルシロップ …… 大さじ8
アーモンドバター …… 大さじ2
ココナッツオイル …… 大さじ2

作り方

1. 材料をフライパンで弱火にかけて溶かしながら泡立て器でゆっくり混ぜる。
2. 余熱が取れた後、容器に入れ替えて冷蔵庫で１時間寝かすと、ねっとりおいしいキャラメルソースの出来上がり！

SONIM'S POINT

「キャラメルソースって意外と作るのに手間がかかる！」ということで、
編み出したのがこの簡単なレシピ。食べたいと思った時にすぐできます！
常温ならどんどん柔らかくなります。
パンに塗ったり、りんごにつけて食べたり、ヨーグルトにも！
私は、おやつ代わりにスプーンに出して、そのまま食べたりもします。

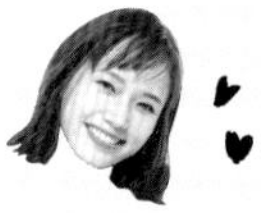

Sonim's Original Vegan Recipe №007 ／ なんちゃってヴィーガンキャラメルソース

CARAMEL Sauce

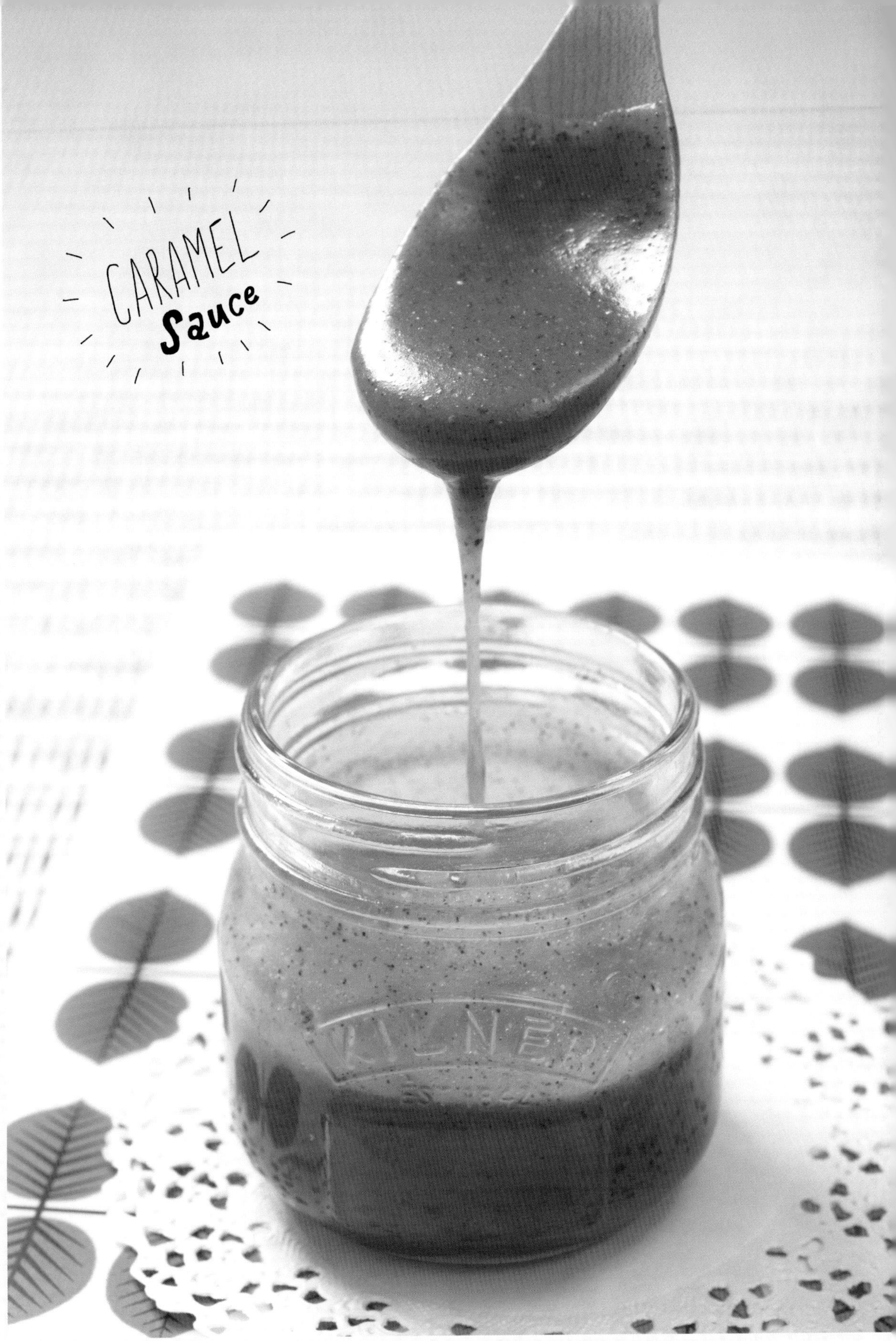

Sonim's Original Vegan Recipe №008 / チョコチップバナナマフィン

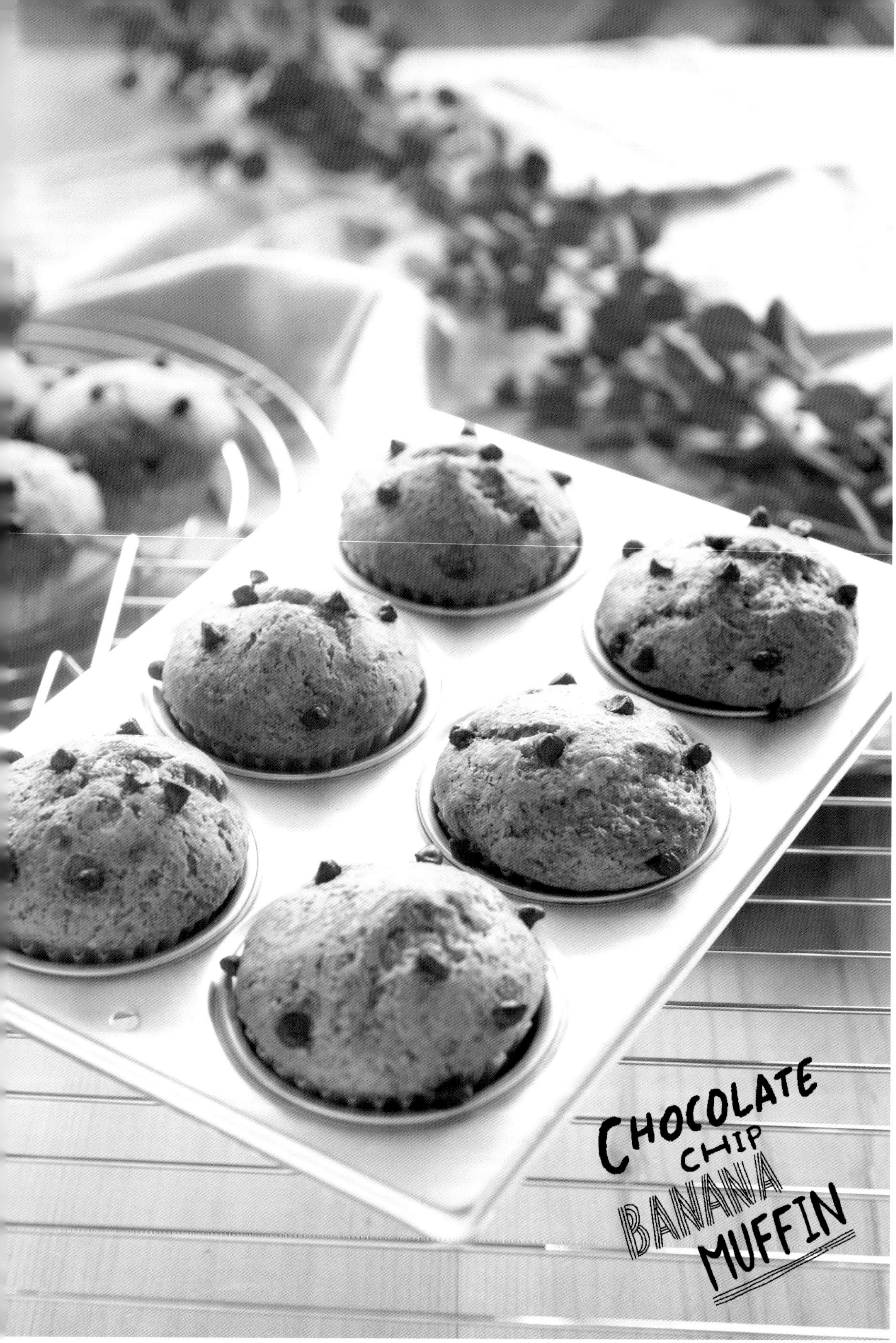

Difficulty of cooking ★★☆
中級

Sonim's Original Vegan Recipe

№008

すぐ作れてとても
シンプル、なおかつ
失敗しない

チョコチップバナナマフィン

材料　45mm × 29mm マフィン型 12 個分

小麦粉	240g	バナナ	大2本もしくは小3本
砂糖	140g	バニラ・エクストラクト	小さじ1
重曹	小さじ1	ヴィーガンチョコチップ	お好きなだけ
豆乳マヨネーズ	240g	ヴィーガンチョコチップ（飾り用）	10g

作り方

1. オーブンを 170℃に予熱。
2. ボウルにバナナを入れ、フォークなどで潰しておく。
3. **2.** に豆乳マヨネーズを入れ、ゴムベラで混ぜる。
4. **3.** に砂糖を入れて、全体を混ぜ合わせておく。
5. **4.** に小麦粉と重曹を振るい入れ、粉っぽさがなくなるまで混ぜる。
6. **5.** にバニラ・エクストラクトとチョコチップを入れて混ぜたら、型に流し入れる。
7. 飾り用のチョコチップを生地の上にバランス良くのせる。
8. オーブンで 20 分焼く。竹串で刺して生地がねっとりついてこなければ OK。

SONIM'S POINT

ヴィーガン・チョコチップとは、乳製品を使っていないチョコチップです。もしくはダークチョコを刻んで使ってもOK。焼き加減は、竹串で刺し、生地がねっとりついてこなければ良し。マヨネーズはどんなものを使っても代用可能です。

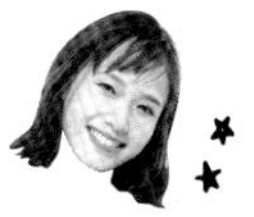

ARRANGED RECIPE

アイシングクリーム

材料　45mm × 29mm マフィン型 12 個分

豆乳マーガリン or ヴィーガンバター	80g
アイシングシュガー（てんさい糖などの砂糖をミルサーで粉砕しても可）	250g
豆乳（植物性ミルク）	25ml
ピーナッツバター（粒なし）	大さじ2

作り方

1. マーガリンとピーナッツバターを常温で柔らかくし、全ての材料を混ぜ合わせる。
2. 出来上がったケーキを冷ましてから、上にアイシングする。

カップケーキにするならば

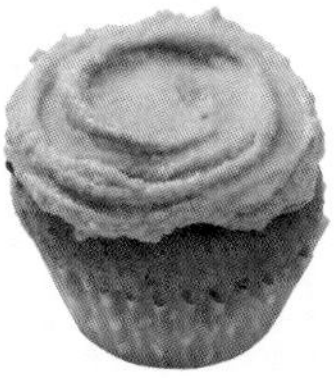

Difficulty of cooking
初級 ★☆☆

Sonim's Original Vegan Recipe

№009

材料も健康的な
ものばかりで
ギルティフリー

簡単グルテンフリークッキー

材料　**天板１枚分**

玄米粉（米粉）	50g	メープルシロップ	30g
コーンスターチ	10g	バニラ・エクストラクト	小さじ１／２
アーモンドプードル	20g	バニラビーンズのパウダー	少々
ココナッツオイル	45g		

作り方

1. 材料全てをボウルに入れてへらでよく混ぜて、ひとまとまりにする。
2. ラップで包み、棒状にぎゅぎゅっと固めて冷蔵庫で１－２時間寝かす。
3. オーブンを170℃に予熱。
4. 冷蔵庫から取り出し、包丁で輪切りにしていく。
5. **4.** の形を整えて、オーブンシートを敷いた天板にのせ13-15分焼く。

SONIM'S POINT

2. をめん棒で平らに伸ばして、お好みのクッキー型で型抜きするのもOK。
バニラビーンズパウダーはオプションですが、入れると本格的な味わいに！

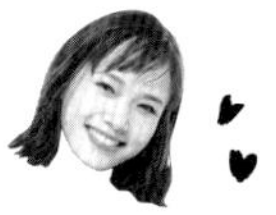

ARRANGED RECIPE

バタークリーム

材料

ピーナッツバター	36g
ヴィーガンバター（豆乳マーガリンでも代用可）	12g
メープルシロップ	8g

作り方

ピーナッツバターとヴィーガンバターは常温で柔らかくして、全材料を混ぜ合わせる。
クッキーの上に塗って挟む。ピーナッツクリームサンドクッキーの出来上がり。

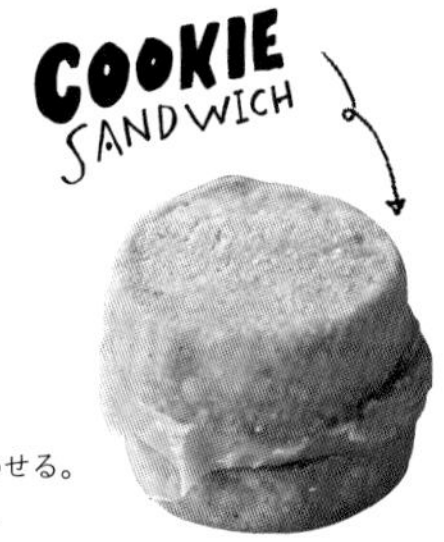

Sonim's Original Vegan Recipe №009 / 簡単グルテンフリークッキー

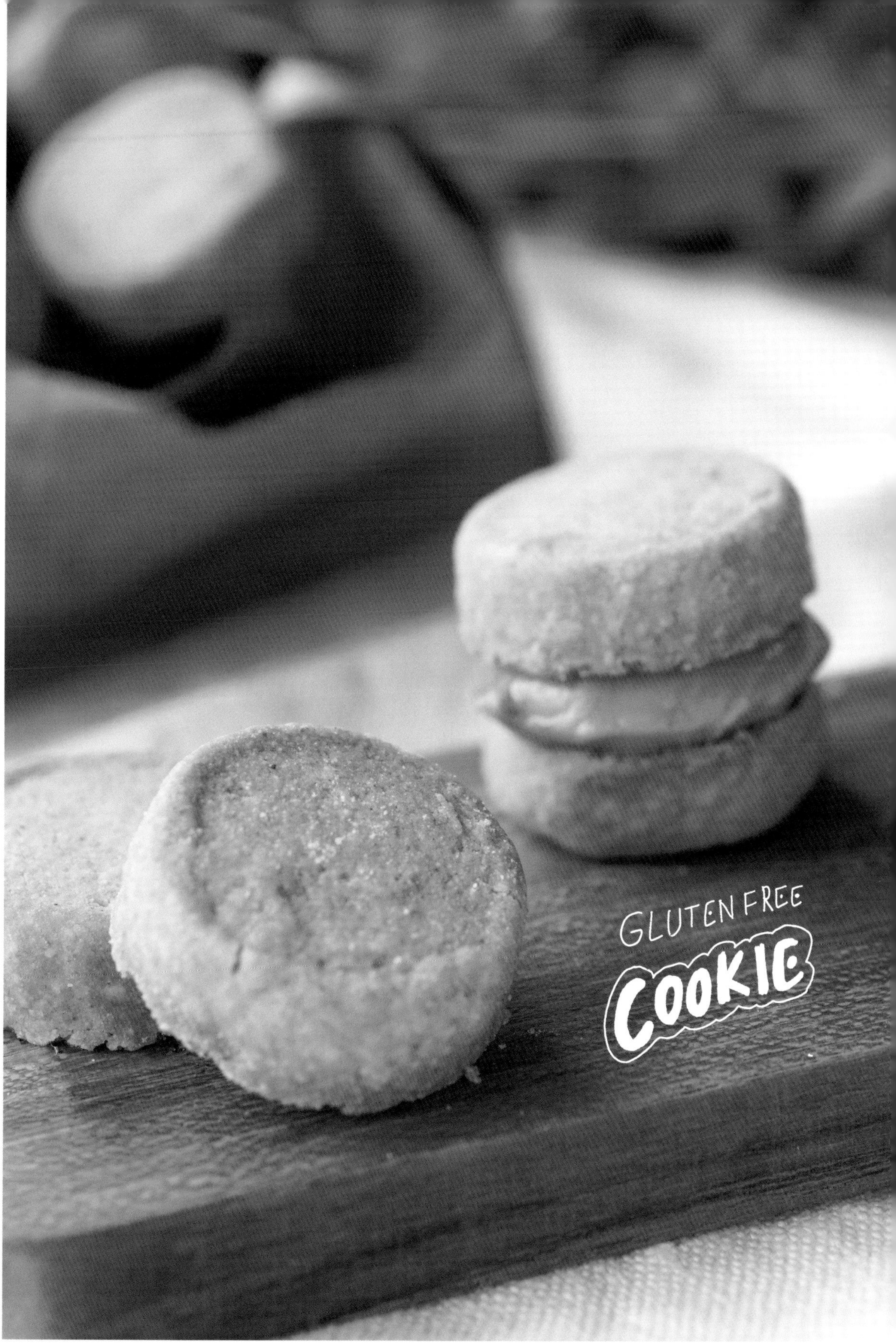

Chapter.7

Special Interview

『この20年の私』

2020年にデビュー20周年を迎えたソニン。現在ミュージカルをはじめ舞台を中心に活躍し、演劇界で高い評価を得るまでとなった軌跡と、俳優として、一人の人間としての今の思い、そして将来の夢を聞いた。

SPEEDさんへ書いたファンレター

――2000年のデビューから20年を迎えた今の心境から伺わせてください。

おそらくデビューした時には、自分がこの世界で20年も続くとは思っていなかった気がします。というのも、〝直感〟でこの世界を選んだので。

私、パティシエになりたかったんです。そのための進路を真剣に考えていました。でもある日、ふと「これでいいんだろうか？ 私、パティシエで本当にいいんだろうか？」という思いがよぎりました。

ちょうどその同じ頃に、大ファンだったSPEEDさんの大阪ドーム公演のチケットが取れたんです。コンサート当日は、新大阪駅に着いた瞬間、「今、SPEEDが大阪に来ているっていうことだよね？ 私、今SPEEDと同じ空気を吸っているんだ！」と大興奮して。「これから憧れの芸能人に会えるんだ！ どうしよう!?」みたいな感じでした。

あのコンサートの感動は今も忘れられません。SPEEDの皆さんは、自分とほぼ同じ世代。にもかかわらず、こんな大きな会場で、手を振りながら客席を横断するたび、会場から「キャーッ！」と歓声が湧き上がる…。そんな姿を見ていて、同世代、同じ人類に感じられないくらい、本当にカルチャーショックを受けたんです。「こんな世界があるのか！」って。今まで見てきたものとはまるで違う世界を体感している感じでした。それまでは家と学校、家族と友達と先生が自分の世界だったので、なおさらそう感じたのでしょう。

そんな私にとって、大きなステージに立って輝いている同世代の女の子たちの姿は、まさに衝撃的だったのと同時に、「自分もこんなふうに、私が感動しているように、感動を与えられる人間になりたい!!」と。今思えばかなり安易に「歌手になりたい」と思ったんですよね。あの舞台に立てば、私も同じことができるんだ、という気持ちそのままに「SPEEDさんへ」とファンレターを書いて。「コンサート観ました。とっても感動して、私も歌手になるって決めました。一緒に仕事する時はよろしくお願いします」と一丁前に(笑)、メンバーの似顔絵も描いて、ポストに投函しました。それくらいあの一夜で「パティシエではなく、歌手になる！」と気持ちが大転換した。だから直感としか言いようがないんです。

それからオーディションを受けたところ、幸運なことに、審査員だった前事務所の社長からお電話を頂きました。「新しいグループを作ろうと思っているから、

Special Interview

うちに来ない？」とスカウトしていただいて、デビューが決まりました。

──まさに"ひらめき"だったのですね。その時の直感は、間違っていなかったのでは？

　自分ではそう思っていますが、どうなんでしょう。もし、その直感に従わずにいたら、パティシエになっていたかもしれませんね。ヴィーガンのレストランを開いていたのかな。なんて想像したりします。本当に、突発的に「歌手になる」と決めたので、この世界にいつまで、どれだけいるんだろう、というところまで考えきれていなかったと思います。とはいえ20年、この世界で生きてきたわけですから、今の正直な気持ちとしては、「よく20年、続いたな」と思っています。

　私の場合、最初にユニットでデビューしてから、いろいろ紆余曲折を経て、形を変えながら20年間やってきました。「歌一本でやっていくぞ」というような、何か一つに強くこだわったということも、他の方に比べたらなかったのかもしれません。もちろん、SPEEDの皆さんに手紙を書いた時の、この世界に入る覚悟は本気でしたけれど。この競争が激しいと言われる世界で、一応生き残っているというのは、神様に導かれたのか、運なのか、何かしら理由があるんだろうなと思います。人とのご縁もそうですし、そういうものが何もなかったとしたら、20年も続かなかっただろうなと思いますね。

デビュー当時から変わらない思い

──歌手活動だけでなく、近年は舞台を主戦場に、女優としての活躍が目覚ましいですよね。ここまで「演技をする人」になるとは、20年前に想像していたのでしょうか？

　全然想像はしていなかったですね。歌うことは好きだったけれど、演技にすごく興味があったわけではなく…。でも、考えてみれば、目の前の人を感動させるという意味では、歌手も女優もやっていることは変わらない。方法は違うにしても、観てくださった方に衝撃を与えられる仕事、という意味では同じなんです。だから、自分が選んだ道、歩んできた道は間違っていないというか、自分がやりたかったことは叶えられているのかなと思います。

　私は「歌が好き」というのが発端でこの世界に入ったので、「舞台が自分の居場所だと感じて、舞台に専念しようと思った」とインタビューなどで話したりすると、アイドル時代の私を応援してくれていたファンの方たちが悲しむのではないか、それを言うたびに傷付けてしまうのではないかと…それはずっと気にしてきたことです。昔の自分を否定しているわけではなく、アイドルだった時も自分なりにアイドルとしての活動が好きで、それだけに思いを注いでやっていました。いろんなことがあって今、芝居を中心に活動しているけれど、人を感動させたいという気持ちは昔から変わっていない。私の根本は同じなんだよと、昔から応援してくれているファンの方たちには伝えたいですし、それを理解してくれたらうれしいなと思います。

　だから、デビュー20周年に、久しぶりに新曲「ずっとそばにいてね。」をリリースできて本当にうれしかった。みんな「お待たせ!!」と叫びたいくらいに(笑)。自分の持ち歌があるというのは、すごく幸せなことだし、恵まれている、感謝すべきことだと思うんです。しばらく新曲が出せなかったので、ようやく新曲を引っ提げて20周年記念ライブ「SONIM's 20th ANNIVERSARY LIVE『Cheers.』」ができたことにも感謝の気持ちでいっぱいです。

——2020年10月18日に行われた「SONIM's 20th ANNIVERSARY LIVE『Cheers.』」は、まさにソニンさんの20年間の足跡と、ファンの方たちへの愛が詰まったコンサートでした。これまで出演されたミュージカルのビッグナンバーから、ソロデビュー曲「カレーライスの女」まで、曲のジャンルは幅広く、それだけたくさんの役、音楽に立ち向かってこられたのだなと改めて思いました。

ミュージカルをやられる俳優の方たちは、宝塚歌劇団OGや、クラシック音楽畑出身者だったり、いろいろな方がいらっしゃいますが、私はJ-POP出身。J-POPの世界で育てていただいたことに誇りをもって、ミュージカルの舞台に立たせていただいています。これからもJ-POP出身の一役者として、その裾野を広げていければと思っています。

ミュージカルも
ストレートプレイも
大好きです

——ミュージカル女優と呼ばれることに対して、どんな思いでしょうか?

そう言われるのは、自分ではちょっと違うように感じています。私はミュージカル出身でもないし、〝ミュージカルしかしない人〟でもありません。あと、ミュージカルって本当にタフだから、ずっと立て続けにやっていたら、私は体力も喉も持たないという意味でもミュージカルだけはできません(笑)。「ミュージカルもやる女優」みたいな言い方がいいかな。ミュージカルはもちろん大好きです。これまで出会った素晴らしい作品、演じた役は、全て私の宝物です。

——ずばりミュージカルの魅力とは何でしょう?

ミュージカルの「あの曲が流れると、あの名シーンが自然に浮かぶ」といったところは、ストレートプレイにはない効果ですよね。音楽があることによってメリハリも付きますし。ストレートプレイは、演出だったり、ストーリー主導で運んでいくものですが、ミュージカルは音楽が鳴っているだけで感動したり、生の音楽がバーンと流れただけで心をつかまれる。それはやはり音楽の力なのだと思います。とはいえ、ミュージカルも絶対に芝居でなければいけないと思うんです。単に歌を気持ち良く聴かせたいなら、ライブで歌えばいいので。私自身、そのことにはすごく気を付けていますし、両方とも芝居だから、ミュージカルもストレートプレイも大好きなんです。そしてどちらもやっていきたいという意味では、映像作品と舞台にも言えることで。映像での芝居は瞬発力や繊細な表情の組み立て方、全体を見た時に、演技がつながるように自分で考えていく賢さが求められます。映像作品も舞台もそれぞれに魅力があり、どちらもやるべきだなと思っていて。ミュージカルもストレートも映像作品も全て得るものがあり、良い相乗効果を生むので、どれか1つだけに特化したくないという気持ちが強いです。

Special Interview

舞台に立つ アスリートとは？

——「ミュージカル俳優はアスリートである」とよく言われるのは、なぜなのでしょうか？

まず、歌うための喉のケアもそうですし、踊るための身体のメンテナンスにしても、アスリートのように自己管理が必要なんです。特に本番の期間は、舞台のために生きているような状態になります。舞台中に体調を崩して、パフォーマンスのレベルが下がることは一番避けたいので、そのために命がけでやっている。アスリートは毎日、身体をメンテナンスして、食事も全部管理するじゃないですか。総合的な管理が大事なのは、ミュージカルをやる私たちも同じ。「ちょっと疲れたから、今日は足ツボマッサージでも行こうかな」みたいな感じでは、蓄積していく疲れは回復できません。そんなちょっとしたものではないので。ケガしないように、疲れがたまらないように、常にケア、メンテナンスが必要。だから公演期間中は常に神経を張り巡らせています。逆に舞台をやっていない時は、なんて穏やかな日々だろうと思います(笑)。

——公演が始まると1カ月、長い時は数カ月、休演日はあっても、毎日、日によって昼夜公演に挑むわけですから、プロ野球の投手よりも登板数が多いですよね。

野球選手も診ている整体の先生が「野球選手より、ミュージカル俳優の方がキツイかもしれない」と。なぜならケガしたら、野球選手は試合に出ない選択ができるけれど、舞台はそうはいかないので。もちろんどうしようもない時は代役を立てますが、ただ調子が悪かったから出演しない、ということはあり得ません。日本の場合はアンダースタディやスタンバイがいないことも普通なので、アスリートよりタフだともおっしゃっていました。

——アスリートのような生活が、ヴィーガンへの興味につながった？

そうですね。ヴィーガンに関して学んでいくうちに、今はホリスティック栄養学(＊1)へと興味が広がっています。本格的に勉強したいのですが、カリキュラムを網羅するには時間がかかるので、タイミングを見て取り組みたいなと思っていて。近い将来、日本のエンターテインメント界で、食事をコーチングしてくれるトレーナーみたいな立場が必要とされる時代が来るだろうと、私は信じているんです。そうなった時に、コーチングできる立場になっているのが、今の一つの夢でもありますね。

＊1　ホリスティック栄養学：英語のホール「全体・統合」が語源であり、私たち人間は、「心・身体・精神」の3つを統合して構成されている、という概念に基づいた栄養学を指す。

——食事のコーチングとは？

例えば、その人に合った栄養学をプロデュースする、といったことです。普段、どういう生活環境にいて、どういう食事をしていて、どんな食べ物が好みであるかをちゃんと踏まえた上で、「こういう食材を摂りなさい。このタイミングでこれを摂取することが必要です」とアドバイスしていく。トレーナーやマネジメントをするような役割に非常に興味があります。なぜそう思ったかというと、栄養や食事の大切さに対して、無頓着な人が多いんじゃないかと。私自身、ヴィーガンを学んで、知っていくうちに、栄養、身体のことにも興味を持って、その大切さを身をもって実感しました。「ミュージカル俳優はアスリートである」という話につながりますが、俳優は言うまでもなく身体が資本です。だから栄養や食事について自覚して、取り組んでいくことは、ひいては日本のエンターテインメント業界全体の質を高めることになるはずで、そういったコーチを必要とする時代が来た時の先駆者になれたらいいなと思っています。自分が舞台に立つ人間なので、現場のことも分かっていますし。まだ夢の段階ですが、いつかそういう活動ができたらいいなと。今のところ、ありがたいことに表現者として忙しくさせていただいていますので、少しずつ準備していけたらなと。このスタイルブックが、その一段階になったらいいなという思いもあります。この本がきっかけとなって、自分の身体のこと、それを作っている食事について、もっともっと多くの人に興味を持ってもらえたらと願っています。

――「次にどんな舞台に立つか」ということだけでなく、エンターテインメント業界全体のレベルアップをはじめ、より高みを目指しているのですね。

　食や身体のことに興味があるというのが一番大きいですが、30代も後半になってきて、より広い視野で物事を考えるようになったのかもしれません。去年からお芝居のワークショップなどで、教える立場も経験して、自分が表現するだけではなく、人のため、社会のために何かできることがあるのではと考えるようになりました。心理学も勉強し始めたのですが、その理由の一つとして、心と身体はつながっているので、メンタルとフィジカルの両方のヘルスに関するコーチングができたらなと思ったからです。

学ぶことで新たな自分と出会える

――興味を持ったことは、とことん追求するソニンさん。自身にとって「学び」とは何ですか？

　私の場合、全て好奇心から始まります。知らないことを知りたい気持ちが強いのは、知らないことを知ると、違う自分に出会えるから。だから勉強するのも好きなんです。

――ヴィーガンとの出合いを通しても、違う自分と出会えたのですか？

　それは間違いなくそうです。私はいろいろなものを見たいんですよ。だから旅行も好きだし、逆に一つのところに留まるのは苦手というか、飽きちゃう(笑)。面白そうなことを見つけると、どんどん夢中になって「これもある、これもある」みたいな。そんな感じですね。

――そんなソニンさんは、完璧主義だと言われることも多いとか？

　うまくいかなかった時に、悪い評判を耳にすると、とんでもなく引きずったりしてしまうところは、完璧主義なのかな、と思ったりします。

――人に見られる、評価される仕事を続ける上で、ＳＮＳとはどのように向き合っていますか？

　ＳＮＳで舞台の感想などは見ますが、私の芝居が気に入らなかったという意見を目にした時、なるべく気にしないよう

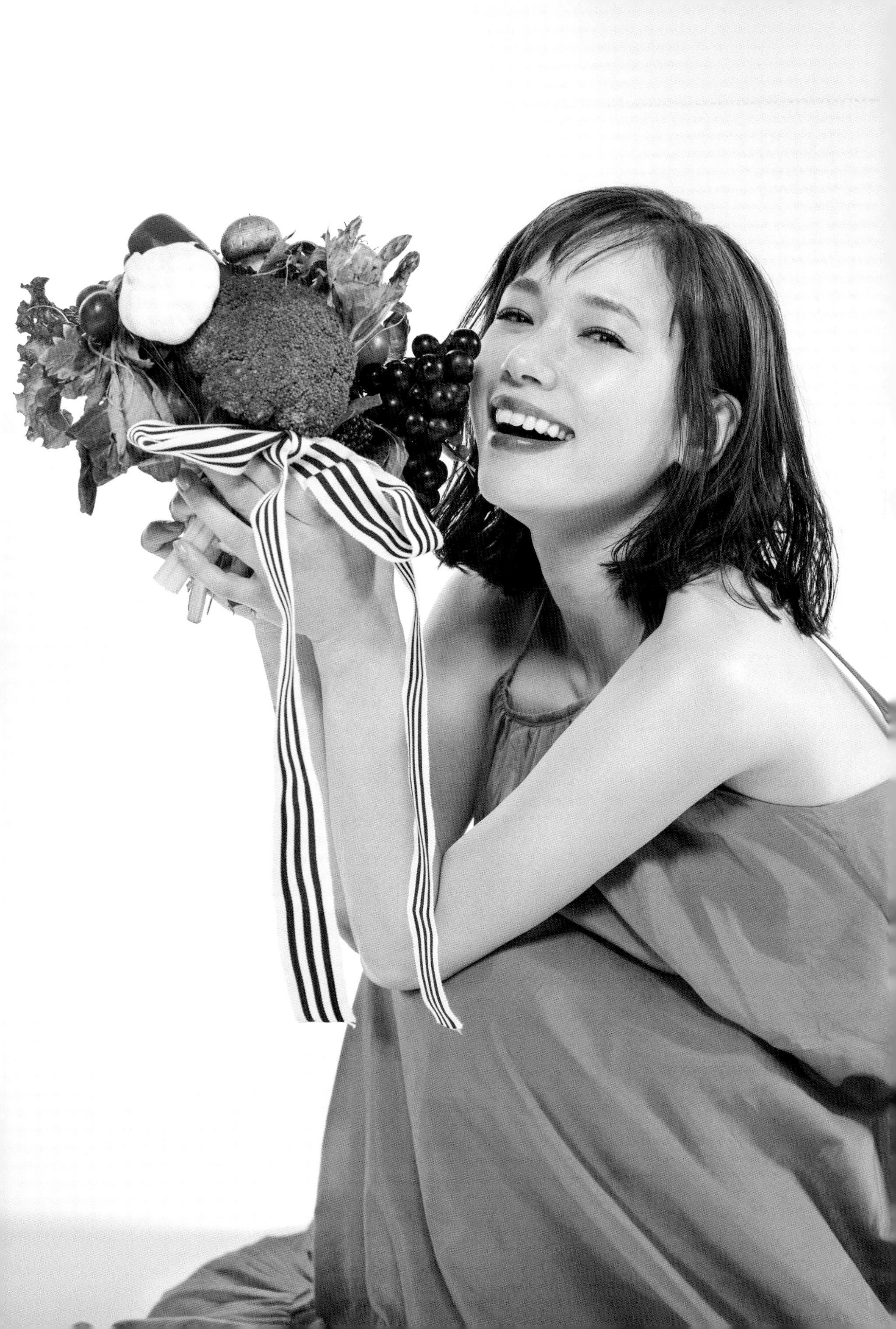

にはしているんですけれど、やっぱりすごく気にしてしまう自分もいて…。

というのも、私は人を感動させたくてこの世界に入って、そのために全てを懸けているので。人を不快な思いにさせたり、自己満足のためにやっているわけでもなく、また、褒められるためだけにやっているわけでもないんです。

人に喜んでもらいたいと思って歌い、踊り、演じているので、ただただマイナスな影響を与えているような感想を見てしまうと、めちゃくちゃヘコみます。そんなつもりじゃないのに、と。世間がみんな、100%私の応援者ではないことはもちろん分かっているけれど、たった1人の意見でも、そういうのを見ると本当に落ち込むんです。お客さんからの反応でなくても、例えばバラエティー番組などの収録で、全然うまくいかないと1カ月ぐらい悩んじゃうとか。「あの収録、うまくいかなかったな…」とずっと考えてしまう。そこは完璧主義ですよね。

でも、1年くらい前から、人それぞれいろんな意見があって当然だと開き直れるようになり、SNSとの付き合い方もうまくなった気がします。今までSNSが結構大切だと思って、自分もSNSを使って発信してきましたが、それによって嫌な面が見えてきた時に、受け止めきれないこともあったりして…。SNSの重要度というのは人それぞれ全然違うんですよね。真摯に向き合っている人もいれば、ゲームのようにやっている人もいる。そういうことをちゃんと分かった上で、自分もやらないといけないんだなと気付いたんです。本当に伝えたいことは、こうやってインタビューしていただく本や、自分のブログで語った方がいいと、価値観が変わりました。

ニューヨークが教えてくれたこと

——学生時代は優等生だったそうですね。

成績も良かったですし、運動神経も良かったので、割と優等生だったのかなとは思います。芸能界に入ってからは、マネージャーから、「優等生でいようとしている」とよく言われたんですよ。人の前に出たりする時に、見本というか、カッコいい状態でいなければいけないと、どこかずっと思っていたところが、私にはあったらしくて。あぁ、自分はそうだったんだなと実感したのは、ニューヨークに留学した時でした。

——2012年から芸能活動を休止して1年半留学したニューヨークでの体験は、自身にどんな影響を与えましたか？

まず、考え方が変わりました。ニューヨークって、いい意味で自分勝手に生きている人たちばかりなんです。日本にいたら絶対に非難されるような生き方も包み込んでくれるというか、みんな自分らしく生きている。正々堂々と「自分の文化、生きてきた習慣で生きています。変える必要ありますか？」みたいな。ことわざに「郷に入れば郷に従え」というのがあるけれど、そんなの全くなし。だから日本から行くと、「こんなに自分勝手な人たちばかりで、いいかげんにしてほしい」と最初は思うんですよ。でも、だんだんそれが尊敬に変わる。こんなふうに生きられるのはすごいなって。この人たちの信念は一体どこから来ているんだろうって。

そう思った時に、日本での自分はなんて人の目を気にしていたんだろうと気付

Special Interview

いたんです。ファッションもそうで、世間の目というものに左右されやすいというか、そういうものを常に気にして生きていたなと。私は10代から仕事をしていたせいか、お手本になるような人でいなければならないと思い込んでいて、それで自分を縛り過ぎていたんじゃないか…。でも、これからはカッコ悪い自分も認めよう。情けない自分も認めよう。だらしないと思うこともやってみようと覚悟が決まって、ニューヨークでそういう生き方をしました。好きなものを好きな時に食べて、「太っても構わない！　格好も全然気にしない」とね(笑)。あと、みんな平気で約束の時間に遅れてくるんですよ。待ち合わせ時刻の30分後に「今から出るね」と言われて、「ウソでしょ?」みたいな。でも待たされた方も、「もう帰る」とはっきり言える。相手に気を使って我慢して待つというのはなくて、「あなたが遅れたんだから、私、今日は帰ります」と。「これから用事があるし、待っているとしんどいし」って言えることが素晴らしいなと。そういうことも含めて、優等生でいることをやめました。

　でも、ニューヨークの人たちが全く気を使っていないかといえばそうではなくて。もっと違う角度で相手を思いやることを、日常的にやっているんですよ。エレベーターでも人を押しのけて降りたりすることはなく、ボタンを押して相手が出るまでホールドするとか。困っている人にはすぐに誰もが声を掛けて手助けをしたりだとか。どんなに急いでいても、立ち止まってそういう行動ができるんです。そんな場面を私はたくさん目にしました。ニューヨークで本当の意味での思いやりや、ボランティア精神を学んだ気がします。

心身共に健やかでいるために

——俳優として歌手として、いろいろなことに直面する中で、心を健やかに保つために心掛けていることはありますか？

　私は才能にあふれてこの世界に入ってきた人間ではないので、努力をしていかないと追いつけない、という気持ちがデビュー当初からありました。今もそうですし、自己肯定感が低いといえば、そうかもしれません。自分ではそうは思っていないんですけれども。ただ、何事も謙虚な気持ちで捉えていきたいなと思っています。何より努力をやめてしまったら自分は絶対にダメになると思っているので、とにかく努力し続けないと、みんなと同じところに立てない。努力をやめない理由として、無意識にそう考えているところがあるんじゃないかな。

　それに、自分の才能にあぐらをかいたら、自分がつまらなくなるでしょうし。自分が一番とか、自分の考えが正解だと思ってしまうと、人間ってどんどん魅力がなくなるし、成長が止まってしまうと思うんです。だからいつも「あの人は素晴らしいな」と上を見続ける。私もあんなふうになりたい、ああいうことをしたいなと、気持ちを高ぶらせて努力していかないと、と思っています。

——そうやって心を保ちながら、舞台に立つために身体も常にベストを保つというのは、大変なことだと思います。

　ホント、大変です(笑)。でも、それぐらい心身共に力を注げるものが舞台なんです。しかもそれを観てくださったお客さまが「席から立てないぐらい感動しま

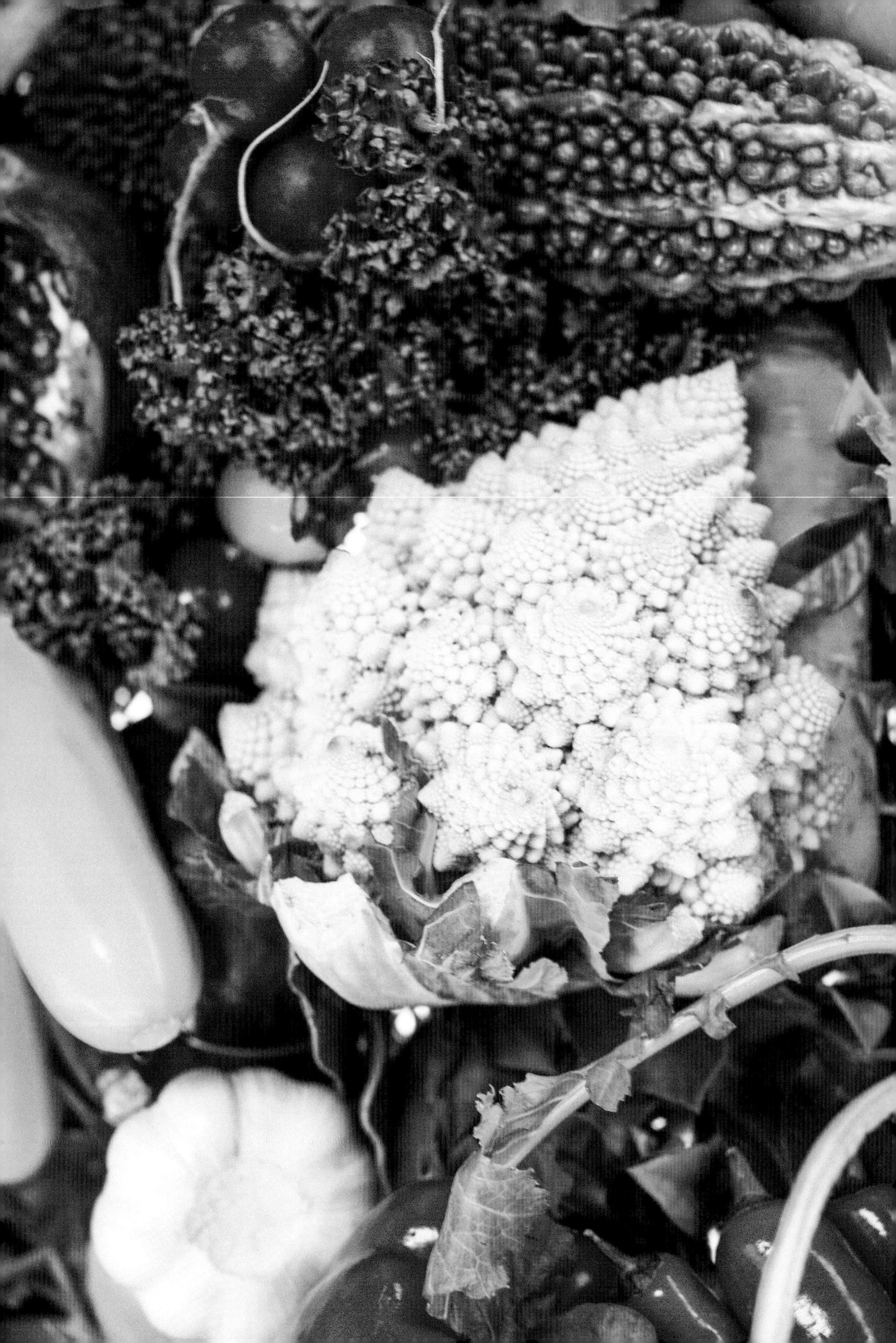

Special Interview

した」、「人生が変わりました」と言ってくださるわけですから。お手紙や、応援のお言葉を頂いたりすると、全てが報われた気持ちになります。

　私の舞台をご覧になった方が「事情があって母親のことが許せなくて、ずっと会っていなかったのですが、この舞台を観て、会いに行こうと決めました」とおっしゃったことがあって。「この方の人生を変えるきっかけになったんだ！」と思うと、そういう力になれるのなら、今後もできる限りのことを何でもやりたいって身が引き締まりました。舞台にはそれくらい計り知れない力があるんですよね。日々の身体のケアは大変ですけど、人の人生に何かしら影響を与えることができる、良い方向に変える可能性がある場所に、自分の全力を注げているのは、本当に幸せなことですよね。

誰もが一つしかない「個性」

——20年の歩みを見ると、その時ごとにできることを精いっぱい取り組んで、そこからまた新たな興味が生まれてきたのだなと感じます。最後に、ソニンさんにとって〝自分らしさ〟とは？

　社会で生きている以上、協調性がないと、それはただのわがままに見られてしまいますよね。だからみんな人に気を使うわけですが、それをやり過ぎると「自分は何のために生きているの？」と思ったり。結局、人って環境で成り立っていると思うんです。それまで生きてきた環境で性格が作られていくところもある。だから、人の数だけ個性はあるし、誰かとかぶる個性なんてないので、そこに自信を持って生きていけばいいのかなと。それが自分らしさにつながるでしょうし、それこそ生きること自体に疲れてしまう人もいる中で、健康的に、前向きに生きていくには、〝自分自身はこの世に一つしかない個性なんだ〟と自覚すること。それが大切なのかなと思います。

　自分らしさといえば、どの現場でも、プライベートでも、私は絶対に不正はしないと決めています。人を蹴落とすということも。そういうこともあり得る世界ではあるけれど、正々堂々と真摯に自分と向き合いながら、人や物事にも向き合っていきたい。そして何より自分を大切にして、自信を持って生きていたいです。

——〝自分を大切にする〟というのは、〝自分の身体を大切にする〟ということでもありますよね。ソニンさん自身にとっては、ヴィーガンとして生きるということにつながりますね。

　私にとってはそうですね。私自身は、すごく個性を主張して生きてきた、という自覚はないですが、ただ今はオリジナリティーが必要とされる風潮ですよね。オリジナリティーを光らせるためには、真に何をやるべきか考えることが大事。でも、個性は出そうとしなくても、みんな個性的なんですから。私たち全員が、一つ一つの個性だから。あとはそれをどう光らせるかだけなんです。

　そのためには自分を知らないと。全てはそこから始まると思うんです。自分を光らせる方法を私が毎日考えているのは、女優という職業柄かもしれませんが、それも自分を大切にする、ということ。そして客観的に、いろんな角度から世界を見ることも、自分を知ることにつながると思います。そうやってこれからもずっと学び続けていきたいですね。

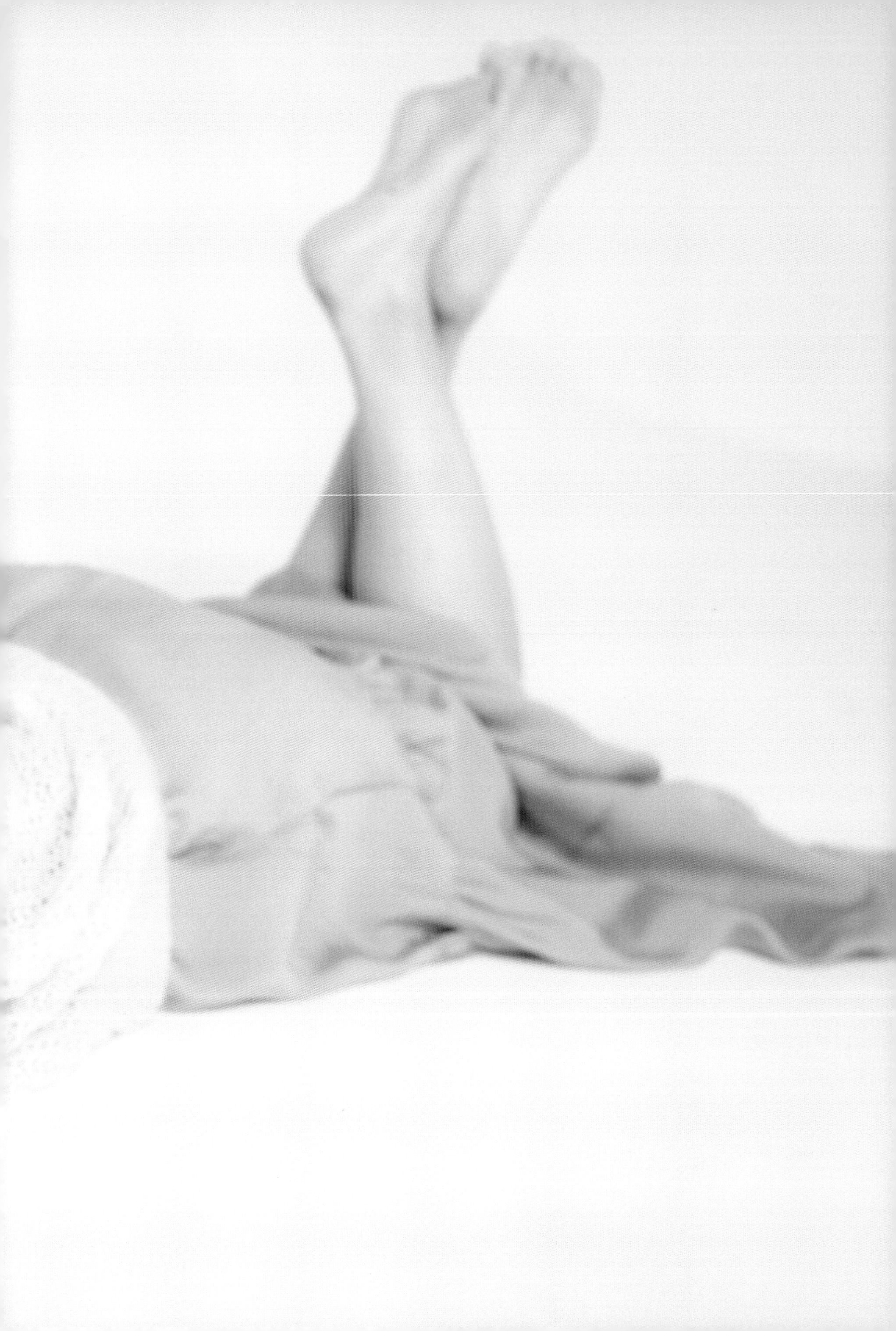

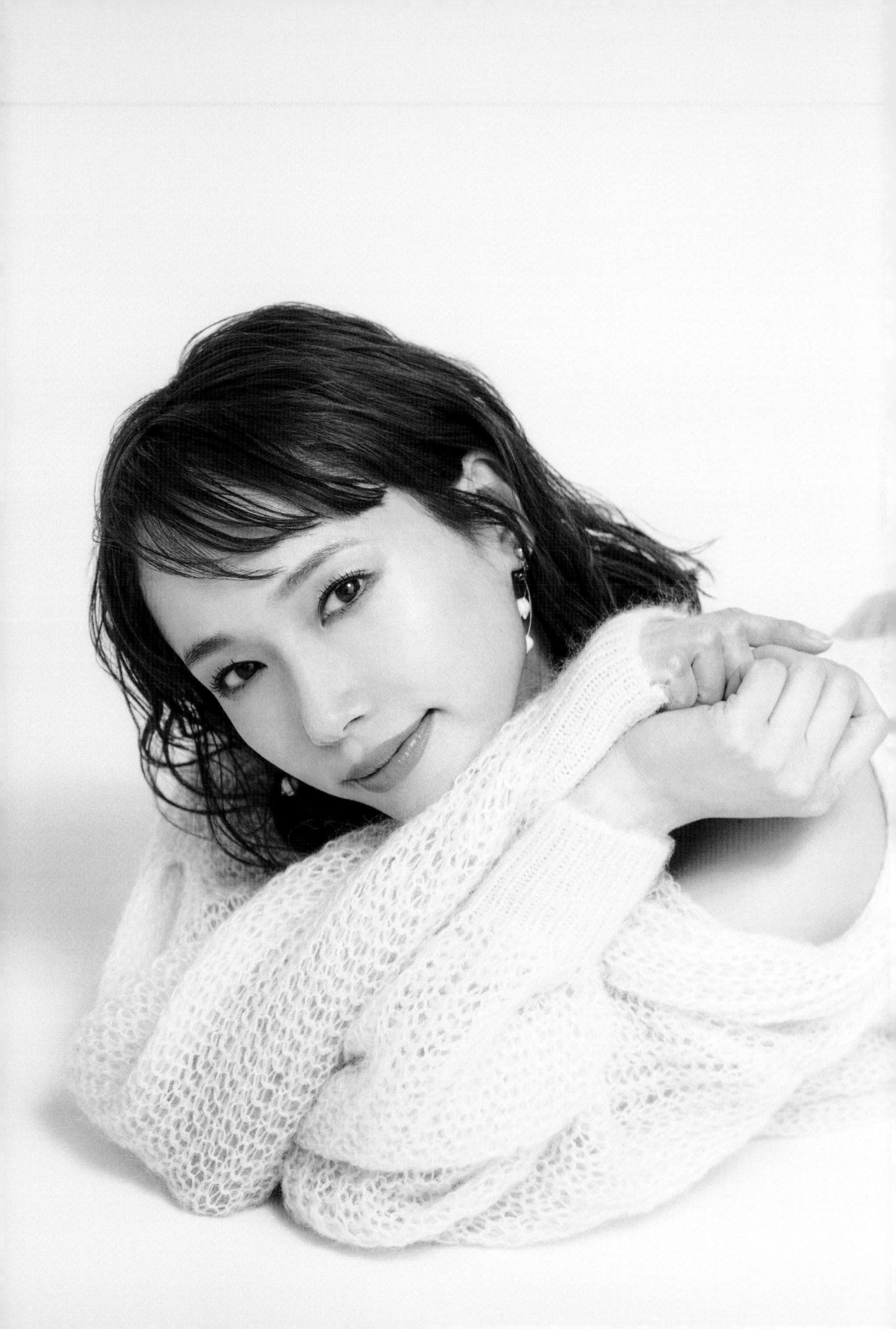

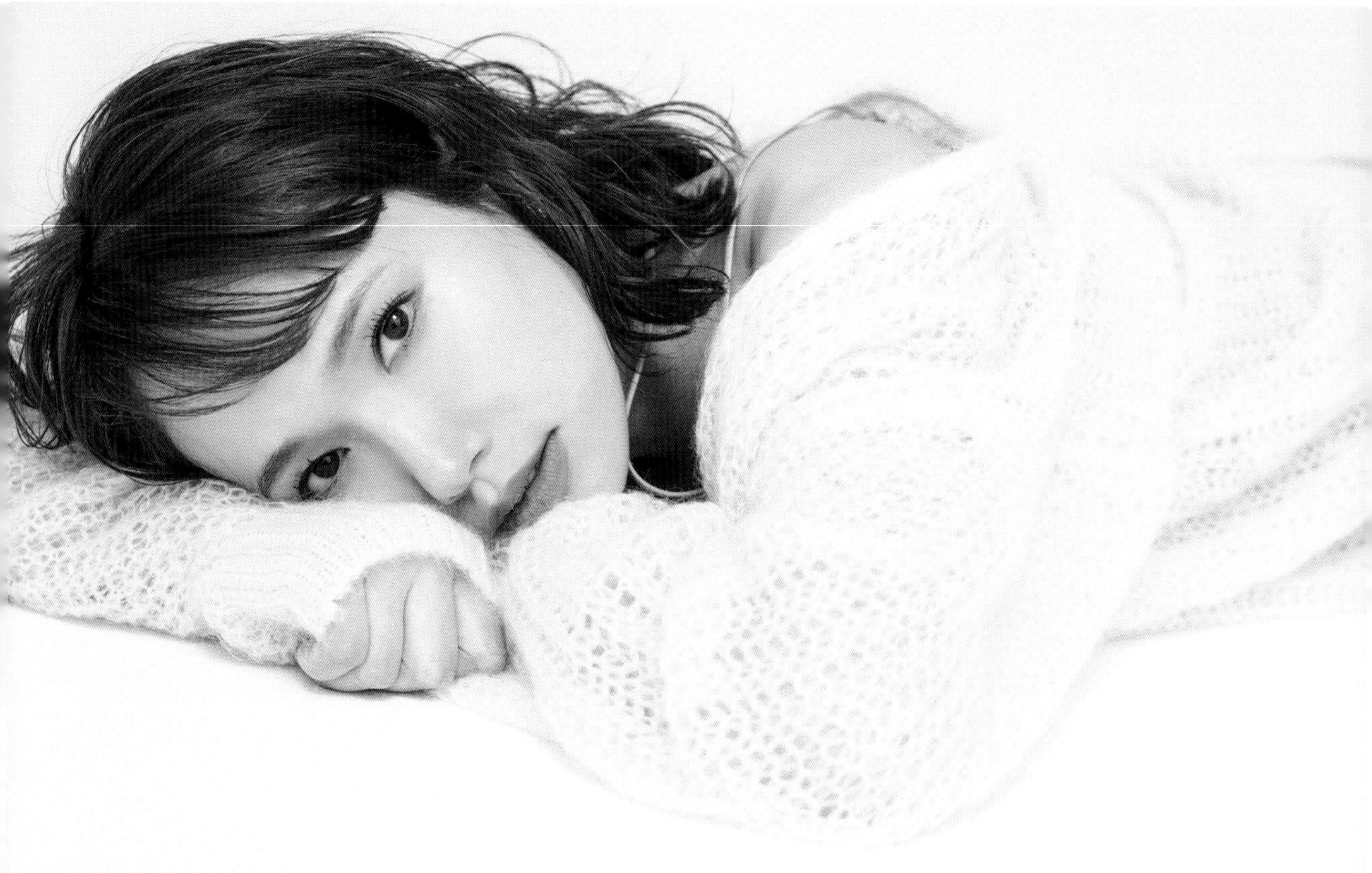

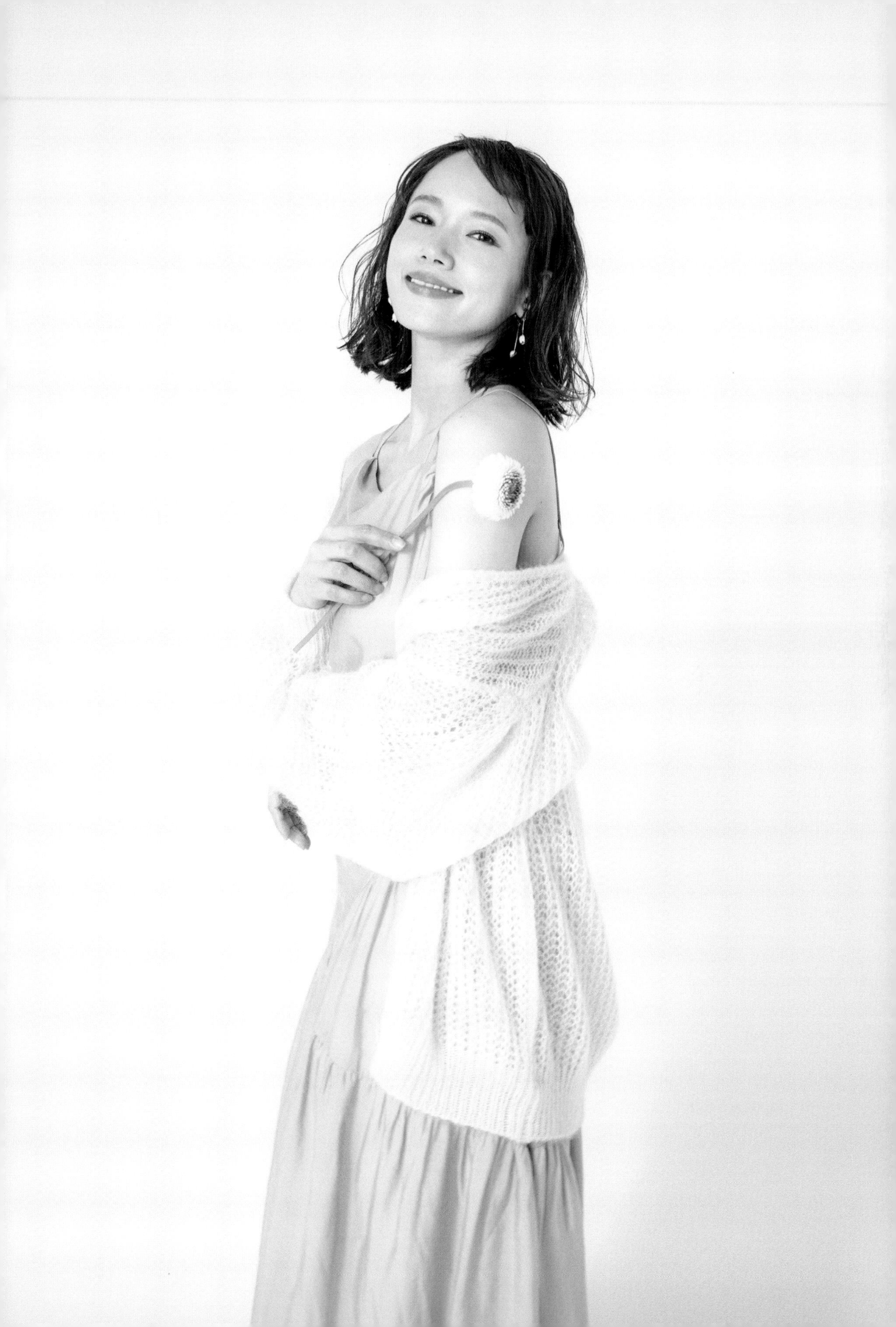

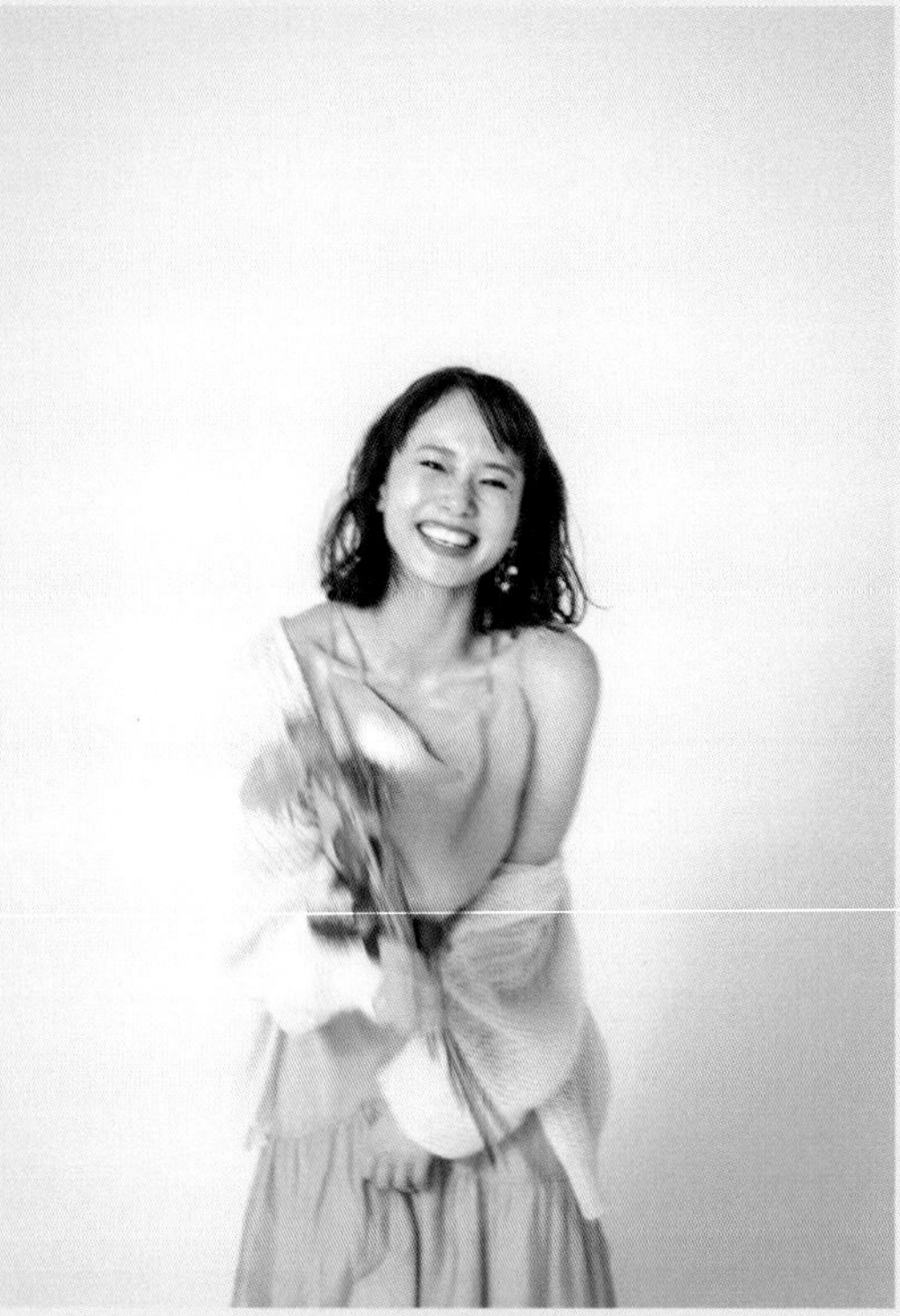
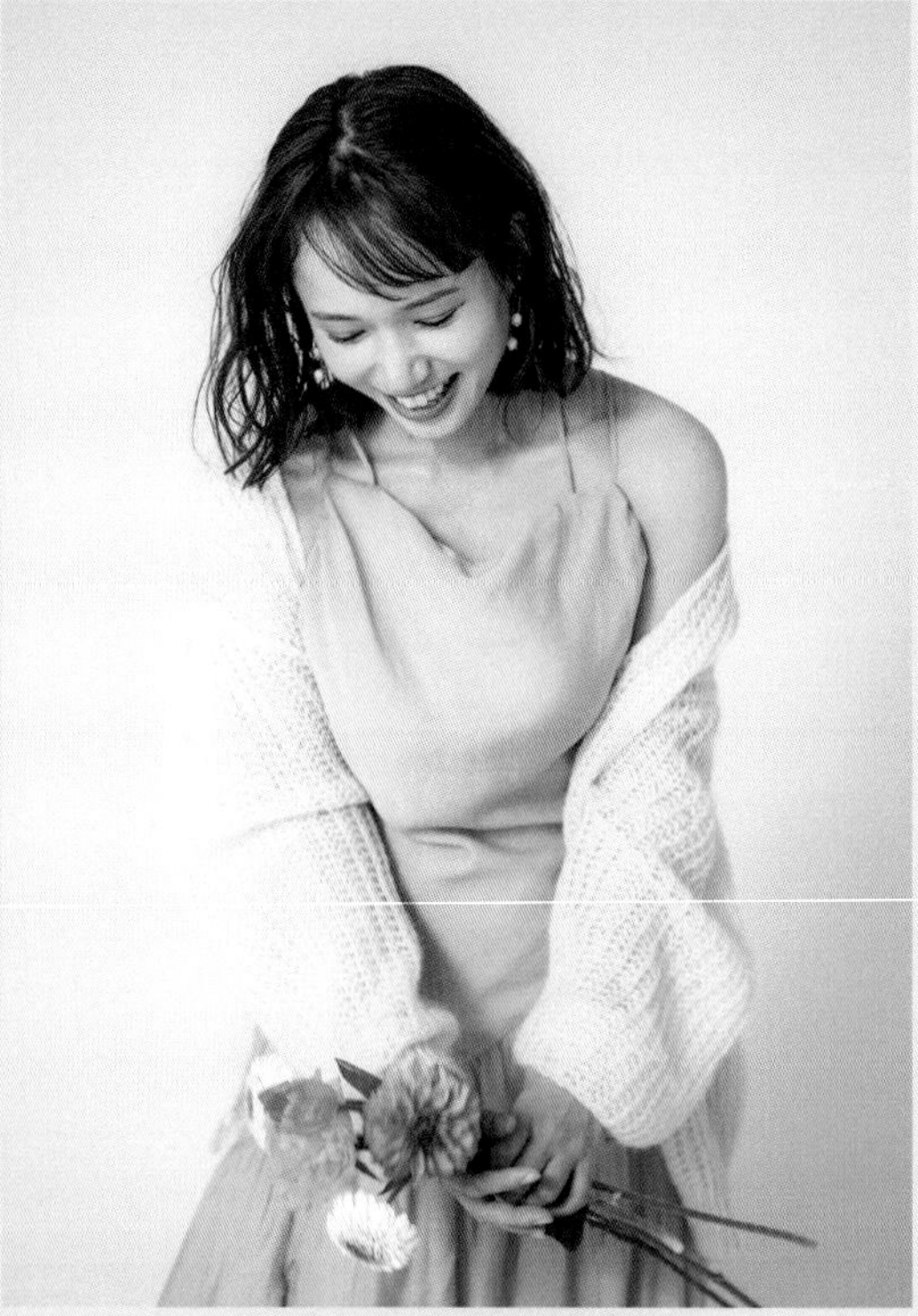
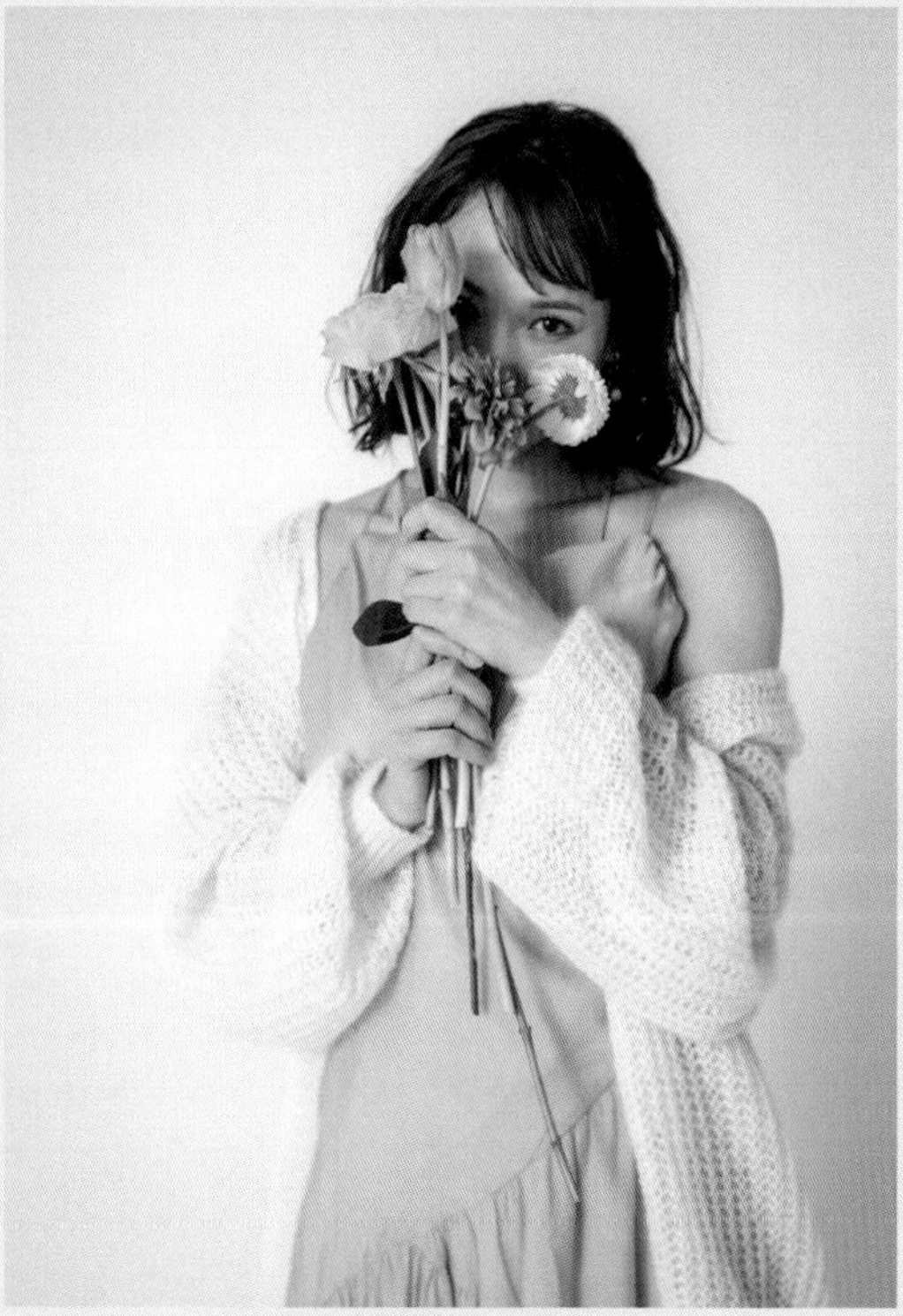
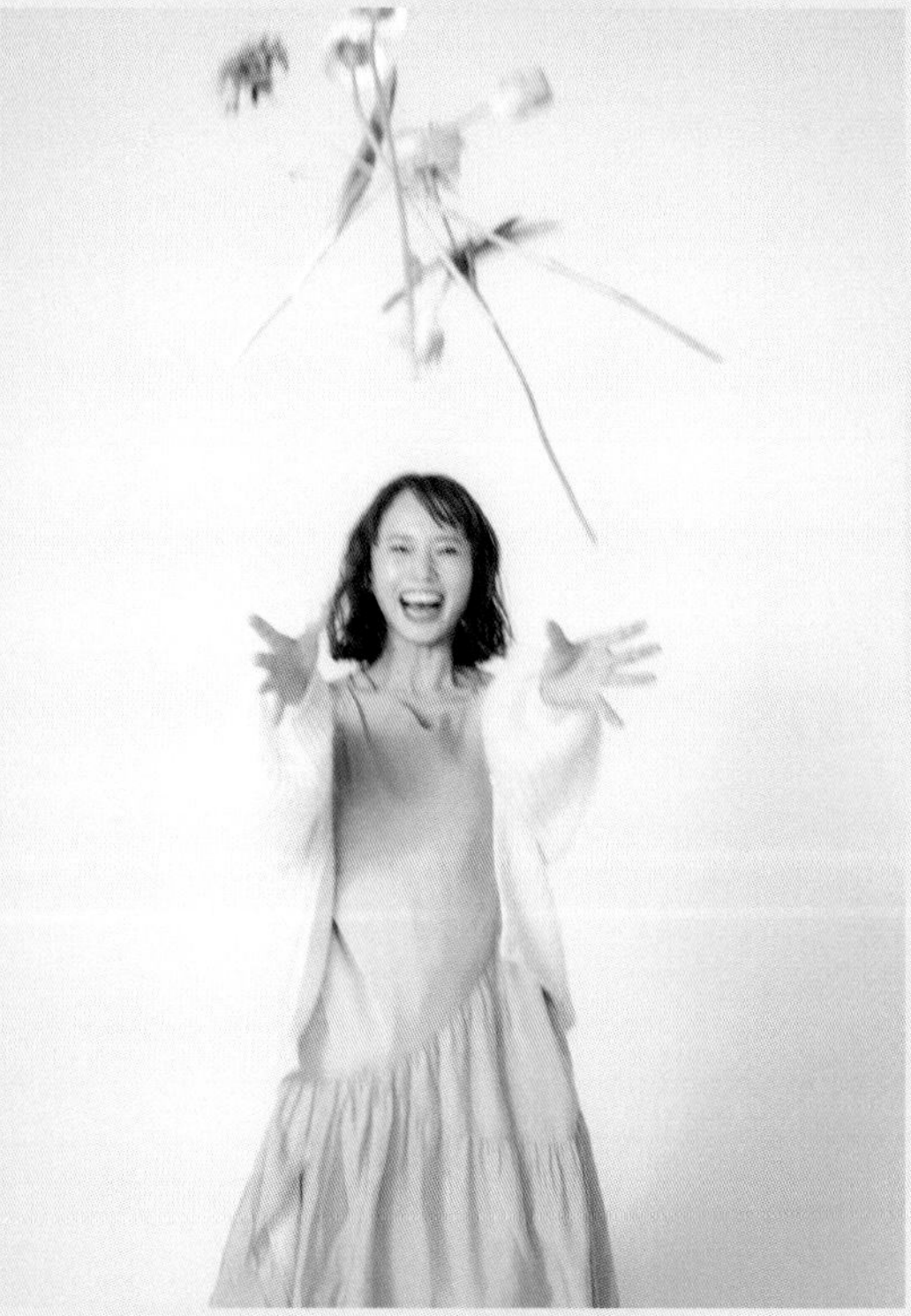

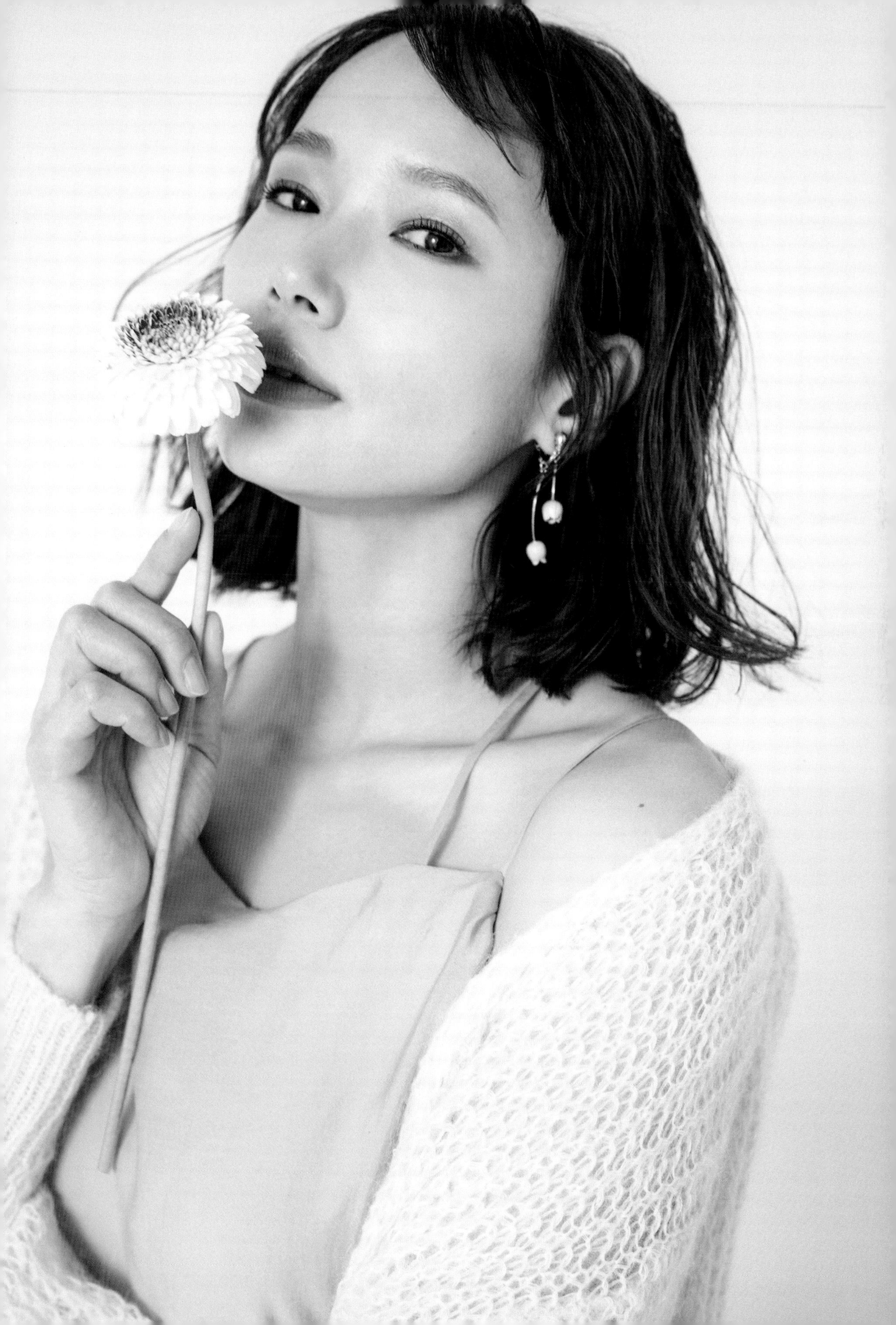

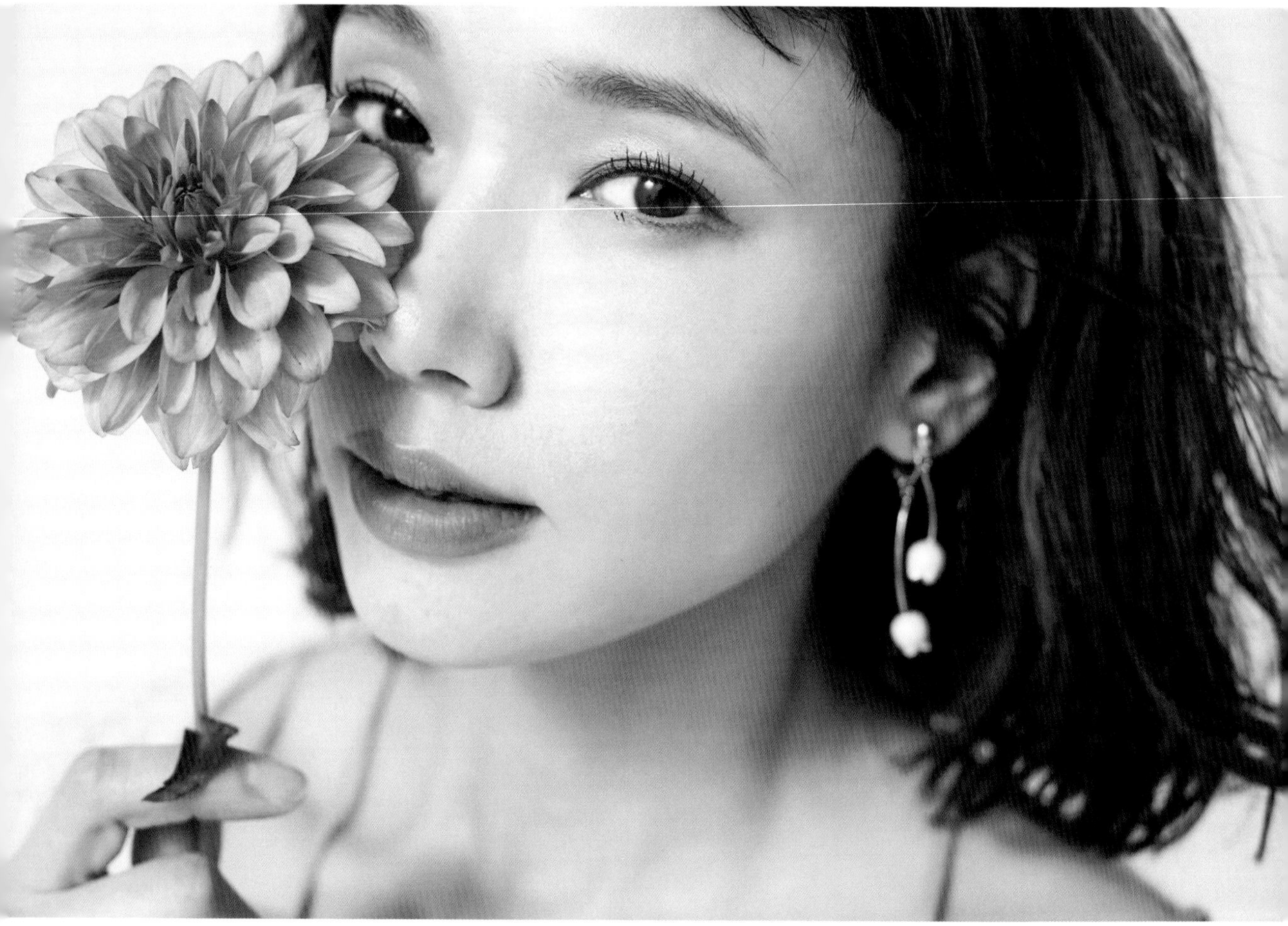

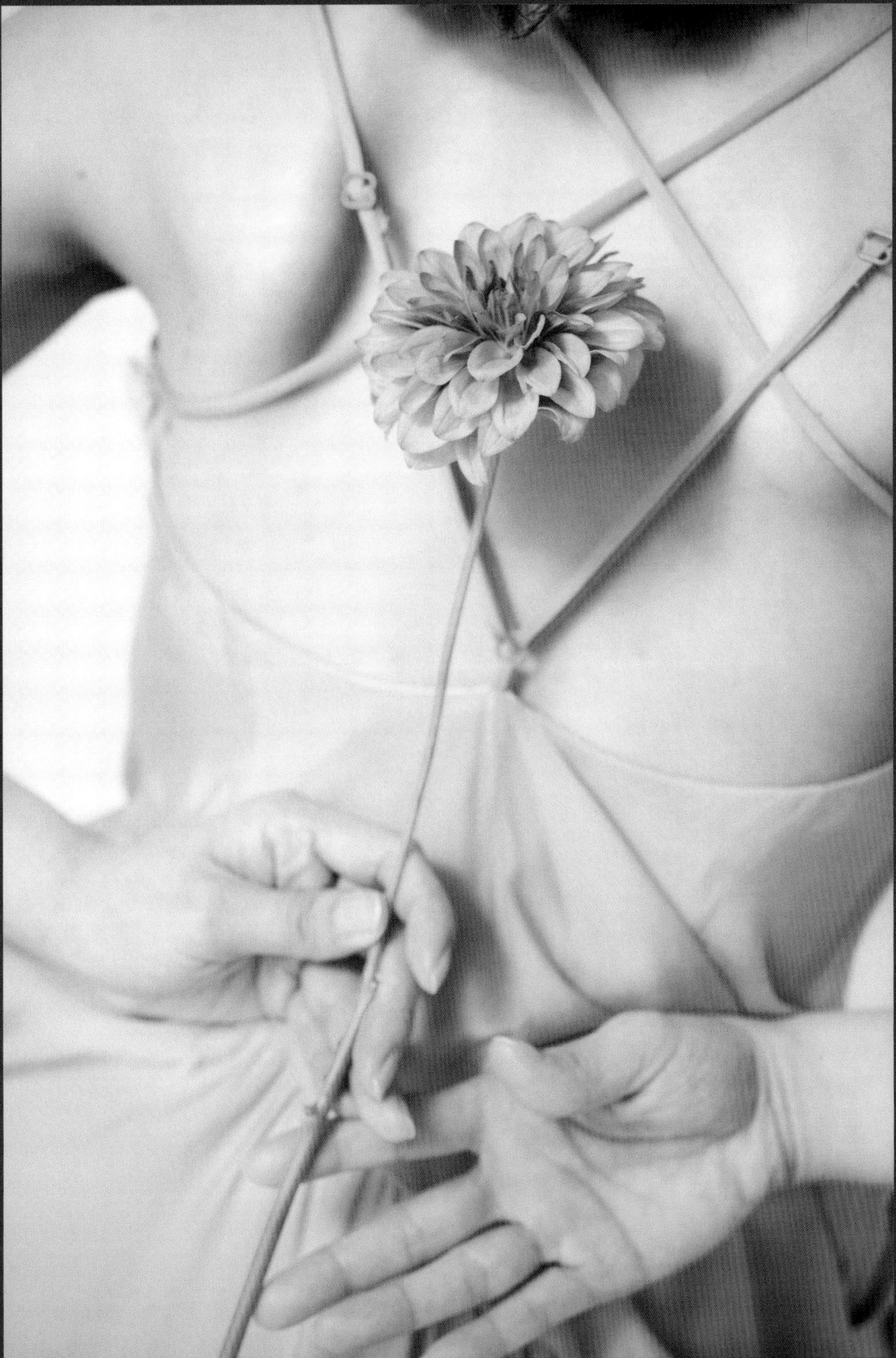

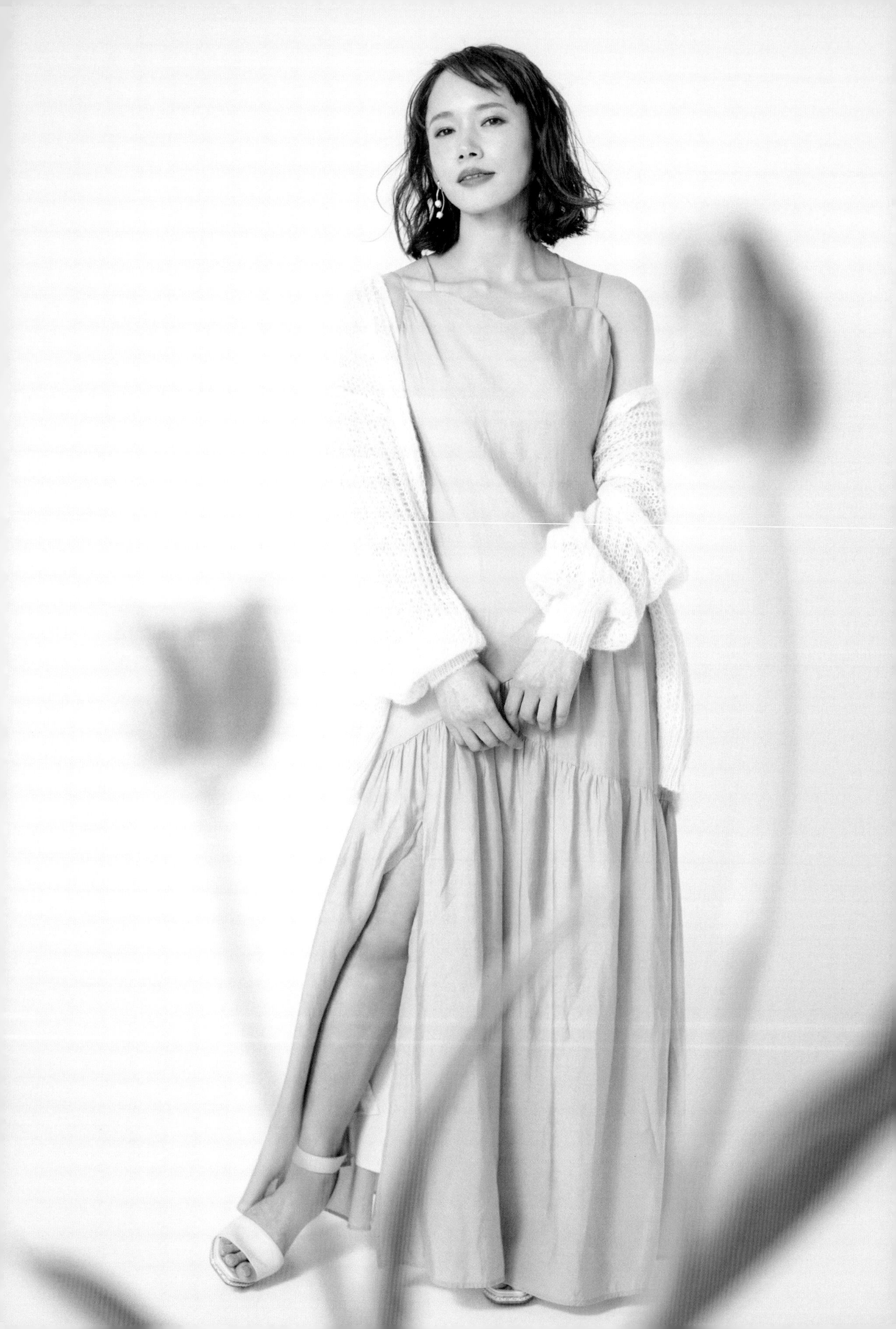

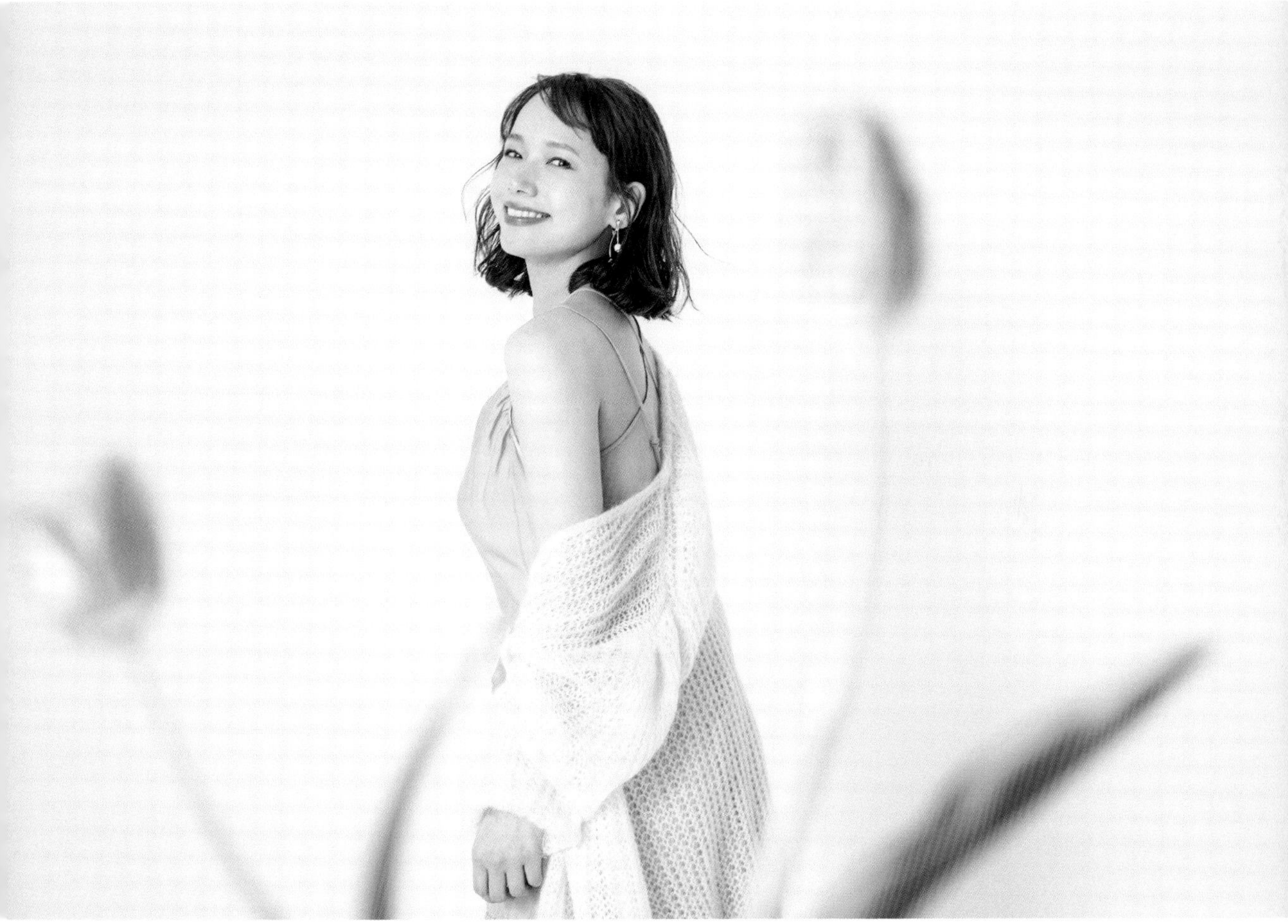

Messeage from SONIM

「私がヴィーガンだということを公言しない方がいいですか？」
と4年前、事務所に確認したことがあります。
この仕事をしていると多方面でリスクもあるだろうし、
センシティブなことだと思ったから。
「それが個性にもなるし、これから必ずもっと当たり前になっていくはず」
と、隠さないで良いと承諾してくれました。
VEGANの由来である、ラテン語・Vegetus「健全な、生命力ある」と
いった意味がどれだけそのままのイメージで世間に浸透しているでしょうか。
人種や、セクシュアリティ、
さまざまなマイノリティに対して現代の我々が抱えるものと同じように、
ヴィーガンというライフスタイルが、一つの選択肢として、
生き方として、当たり前になっていくことを願っています。
この本を読んでくださった方には、
私が仕事も含めてストイック（らしい）で、真面目に語ったが故に、
ヴィーガン=ストイックと、あまり感じないでいただきたいです。
ヴィーガンであるソニンの生き方。たったそれだけ。
でも少しでも、ヴィーガンに興味を持ってくださったなら、
週1回でも、月1回でも、たまにでも試してみてほしい。
何かに気付くきっかけになるはず。
私は強要もしないし、そして、隠しもしない。
この本を読んでくださった皆さまの、
明日へのもっと明るく健やかな心身のヒントになれば幸いです。
心からありがとうございます。

Huge hugs & Love.

Sonim.

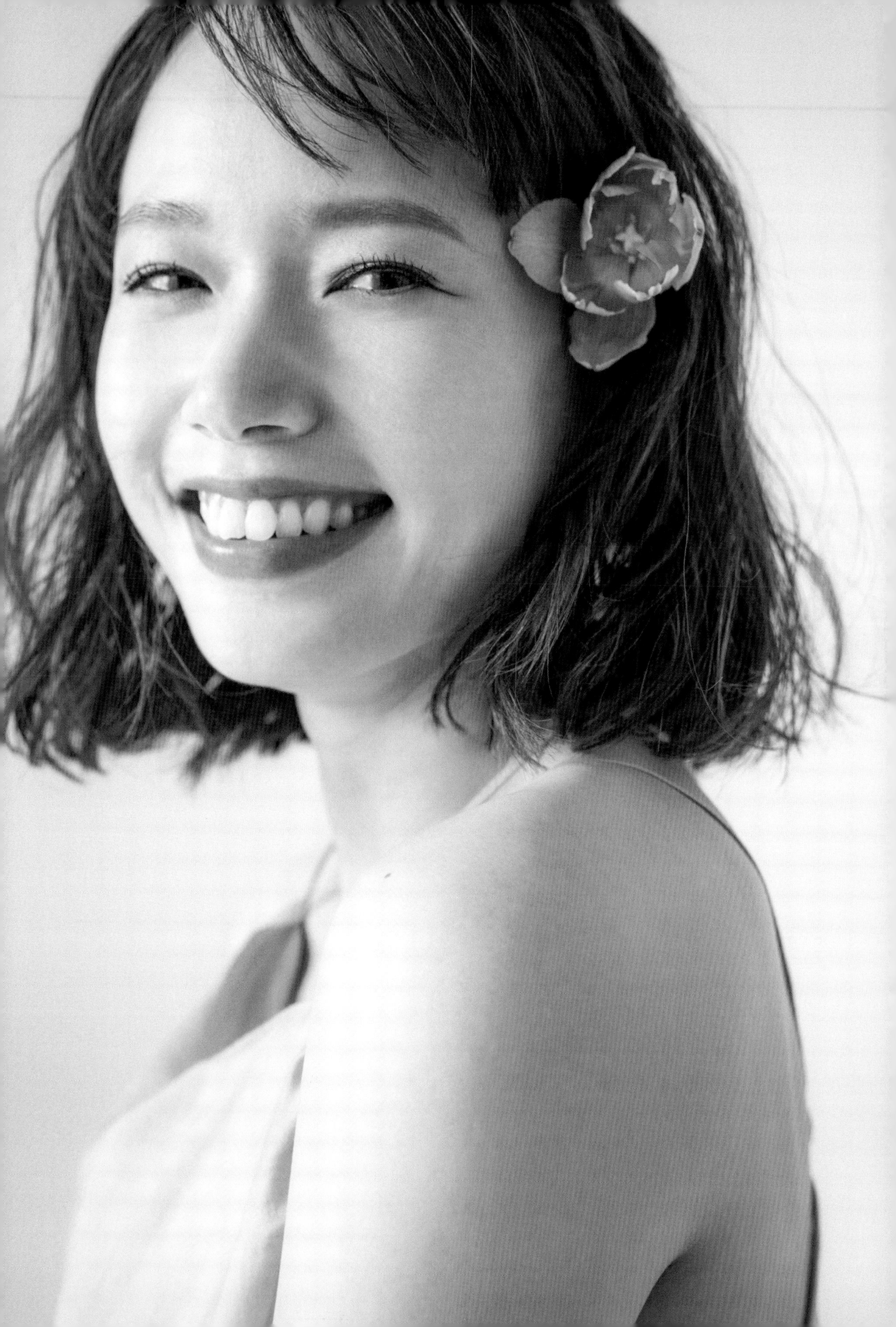

STAFF

撮影	MARCO（カバー、P2-11、P39、P79、P82、P84-95）
	青木渚（P44-51）
	尾崎篤志
	蓮尾美智子
スタイリスト	外山由香里
ヘアメイク	石田絵里子
デザイン	佐藤安那
文	宇田夏苗
料理監修	竹澤美津子
ベジタブルデザイン	BLOOM & STRIPES
編集	中村みを
	富樫かほり
	佐藤未有季
	森西美奈
アーティストマネージメント	松浦舞（アミューズ）

衣装協力

Estella.K
（株式会社ジャミン☎ 03-5413-1731）

suria
（株式会社インターテック☎ 050-3821-2940）

ダイアナ
（ダイアナ銀座店☎ 03-3573-4005）

プラス ヴァンドーム
（プラス ヴァンドーム ジェイアール名古屋タカシマヤ店
☎ 052-566-8322）

YouTube&SNS

SonimOfficialTube
https://www.youtube.com/user/SonimOfficialTube

Sonim cooking & baking Instagram
@sonim_ckbk

SONIM'S
BEAUTY VEGAN

SPECIAL ISSUE / RECOMMENDED FOOD
SONIM'S EXERCISE / ORIGINAL RECIPE
SPECIAL INTERVIEW / and more...!

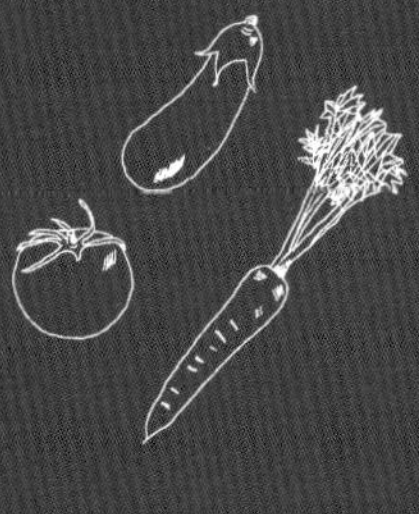

ソニンの美・ヴィーガン

第1刷　2021年3月18日

著者　ソニン
発行者　田中賢一
発行　株式会社東京ニュース通信社
〒104-8415
東京都中央区銀座7-16-3
電話 03-6367-8013

発売　株式会社講談社

〒112-8001
東京都文京区音羽2-12-21
電話 03-5395-3606

印刷・製本　大日本印刷株式会社

ISBN　978-4-06-523135-7